Fistules anales

Springer

Paris
Berlin
Heidelberg
New York
Hong Kong
Londres
Milan
Tokyo

Laurent Abramowitz
Matthieu Allez, Franck Devulder, Jean-Luc Faucheron,
Roland Ganansia, Denis Soudan, Anne-Laure Tarrerias

Fistules anales

Utilisation des colles de fibrine

Springer

Laurent Abramowitz

Unité de pathologie médico-chirurgicale
Centre hospitalo-universitaire Bichat
46, rue Henri-Huchard
75877 Paris Cedex 18

ISBN-13 : 978-2-8178-0018-9 Springer Paris Berlin Heidelberg New-York

Springer-Verlag France est membre du groupe Springer Science + Business Media

Maquette de couverture : Nadia Ouddane
Mise en page : Graficoul'Eure

Remerciements

Je tiens à remercier la SNFCP, le GETAID et le CREGG d'avoir soutenu depuis le début cette démarche pour améliorer la prise en charge des suppurations anales et bien sûr, les différents auteurs qui ont apporté leur expertise et leur savoir-faire pour donner à cet ouvrage son côté très pratique, utilisable dans la « vraie vie » comme on dit.

Laurent Abramowitz

Liste des auteurs

Laurent Abramowitz
Unité de proctologie médico-chirurgicale
Centre hospitalo-universitaire Bichat
46, rue Henri-Huchard
75018 Paris

Matthieu Allez
Service de gastroentérologie
Hôpital Saint-Louis
1, avenue Claude-Vellefaux
75010 Paris

Pierre Cattan
Service de chirurgie générale
Hôpital Saint-Louis
1, avenue Claude-Vellefaux
75010 Paris

Franck Devulder
Service de gastroentérologie et hépatologie
Polyclinique Courlancy
38 bis, rue de Courlancy
51100 Reims

Jean-Luc Faucheron
Unité de chirurgie colorectale
Clinique universitaire de chirurgie digestive
et de l'urgence
Hôpital universitaire de Grenoble
BP 217
38043 Grenoble Cedex 09

Roland Ganansia
Service de proctologie
Hôpital Léopold-Bellan
19-21, rue Vercingétorix
75674 Paris Cedex 14

Marc Lémann
Service de gastroentérologie
Hôpital Saint-Louis
1, avenue Claude-Vellefaux
75010 Paris

Nicolas Munoz-Bongrand
Service de chirurgie générale
Hôpital Saint-Louis
1, avenue Claude-Vellefaux
75010 Paris

Denis Soudan
Service de proctologie
Hôpital Léopold-Bellan
19-21, rue Vercingétorix
75674 Paris Cedex 14

Anne-Laure Tarrerias
6, rue de Sontay
75116 Paris

Unité de proctologie médico-chirurgicale
Centre hospitalo-universitaire Bichat
46, rue Henri-Huchard
75018 Paris

SOMMAIRE

Introduction historique

D. Soudan

Cet ouvrage collectif consacré à la fistule anale et son traitement évoque toutes les facettes de la connaissance nécessaire à la prise en charge de cette pathologie au XXIe siècle : sa pathogénie, les bases anatomiques indispensables à sa compréhension et à son traitement, ses différents aspects cliniques et, au-delà de la chirurgie maintenant mieux codifiée, l'émergence de techniques innovantes pour permettre de concilier guérison de la suppuration et préservation de la continence. Guérir la maladie sans altérer la fonction, c'est se donner tous les atouts pour améliorer la qualité de vie des patients atteints de cette affection.

Bien sûr, toutes ces connaissances n'ont pas été acquises en un jour ! Nombreux sont les écrits sur la fistule anale. Les plus anciens sont présents dans le Code d'Hammourabi, roi de Babylone (2 200 ans avant notre ère). Le traitement de la fistule anale a également été décrit par Hippocrate (à base d'applications locales) et par la médecine traditionnelle indienne dès le VIe siècle.

Le traité sur la chirurgie de la fistule de John of Aderne, publié en 1349 en Angleterre, est sans doute le premier ouvrage où sont décrits avec précision les principes de la chirurgie de la fistule anale : l'auteur avait en quelque sorte défini la fistule anale bien avant les travaux de Morgani. John of Aderne avait passé peu de temps sur les bancs de l'université, mais était excellent praticien et connaissait les traités de Galien, Guy de Chauliac, Avicenne et Dioscoroides. Il bannissait les applications corrosives locales prescrites par les médecins, et avait codifié l'intérêt de la mise à plat et de la cicatrisation de seconde intention dans la fistule anale (figs. 1 et 2). Sa renommée fut acquise à la guérison de plusieurs chevaliers anglais dont le Prince Noir, duc de Lancaster.

De façon plus anecdotique, la royale fistule de Louis XIV reste un événement au sujet duquel on possède de nombreux écrits. Le 15 janvier 1686, le Roi Soleil commença à ressentir les premiers signes d'une tuméfaction au périnée. Devant l'aggravation des signes, le 31 janvier, Antoine Daquin, médecin du roi, ordonna un cataplasme fondant fait avec des « farines d'arobe, de fèves, de seigle, d'orge, de grains de lin, le tout bouilli dans l'oxycrat » (mélange d'eau et de vinaigre) ; à renouveler quatre fois par jour. Les douleurs augmentèrent jusqu'au 16 févier, jour où la marche devint impossible. On essaya alors, sans succès, un sparadrap. La suppuration annoncée se rompit à la peau le 19 février, après l'application d'un suppuratif. Les jours suivants furent toujours

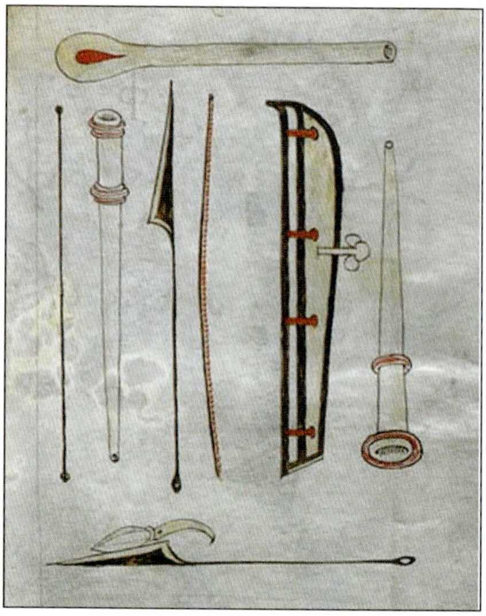

Fig. 1 – Instruments de chirurgie proctologique, selon John of Aderne. À gauche : sonde « sequere me » ou « suivez-moi » ; en bas un bistouri sur une sonde ; en haut une cuillère pour protéger le rectum.

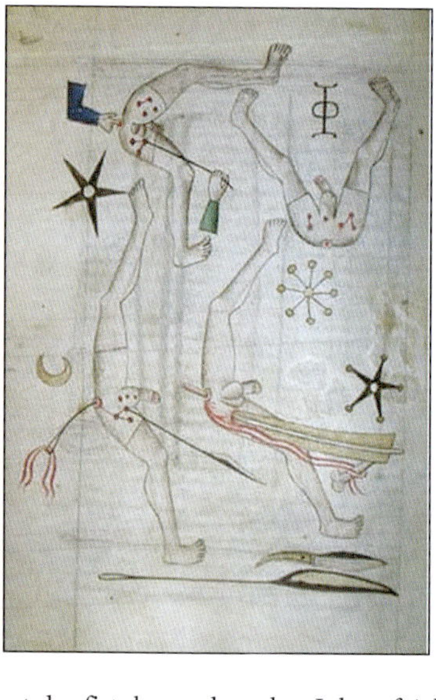

Fig. 2 – Principes de traitement des fistules anales selon John of Aderne.

douloureux malgré l'application de caustiques et de suppuratifs, et l'on ouvrit l'abcès à fond, avec application de deux pierres à cautère et incision au bistouri. Le 27 février, les médecins ordonnèrent des décoctions d'absinthe, de feuilles de grenade, de myrrhe dans du vin rouge. Simultanément, le roi souffrit de plusieurs accès de goutte au pied droit. Les signes ne s'améliorèrent guère. Le 17 mai, un liquide introduit par la plaie ressortit par le rectum ; le diagnostic de fistule avec lésion intestinale fut posé. Le 27 mai, le roi remontait à cheval. En août, la fièvre reprit, et la fistule était toujours présente. Des courtisans vantèrent le mérite des eaux de Barèges. Quatre fistuleux y furent envoyés. Les traitements appliqués furent sans effet. Il en fut de même pour ceux qui furent envoyés à Bourbon l'Archambault et ceux qui furent admis à la Surintendance. Il fallait se rendre à l'évidence : tous les traitements des médecins étaient des échecs. Pendant ce temps, la rumeur sur la mauvaise santé du roi gagnait l'étranger.

Le chirurgien Bessières affirma au roi que seule « la grande opération » pourrait le guérir. Charles-François Félix (fig. 3), premier chirugien du roi, l'avait proposée depuis longtemps. Il s'était entraîné sur des patients fistuleux hospitalisés à l'hopital de la Charité à Versailles ainsi que dans d'autres hospices. Ceux qui succombaient à ses essais étaient enterrés discrètement, sans que le roi n'en sût rien. Finalement, Louis XIV décida de se faire opérer en secret à Versailles. L'intervention eu lieu tôt le matin du 18 novembre 1686 dans le salon de l'œil de bœuf, en présence des médecins, Daquin et Fagon, du ministre Louvois et de Madame de Maintenon. Seuls le Dauphin et le père Lachaise, confesseur du roi, étaient également dans la confidence. Les chroniqueurs rapportent le courage et le stoïcisme du souverain pendant l'intervention. Félix utilisa le bistouri qu'il avait mis au point en modifiant l'outil de Fabricio d'Aquapendente (syringotome prolongé d'un stylet). Il introduisit la sonde (fig. 4) dans la fistule, et son index droit dans l'anus tira en dehors la sonde flexible, ce qui permit la mise à plat de la fistule. Il pratiqua ensuite un débridement large à l'aide de ciseaux introduits dans la plaie. Le traitement fut complété par une saignée au bras une heure après l'intervention. Le roi présida son conseil le jour même. Les 7 et 27 décembre, les bords de la plaie furent régularisés aux ciseaux. Entre-temps, l'application de poudre escarrotique, de charpie et d'eau vulnéraire permit la cicatrisation de la plaie. Le 15 mars, le roi, guéri, remontait à cheval.

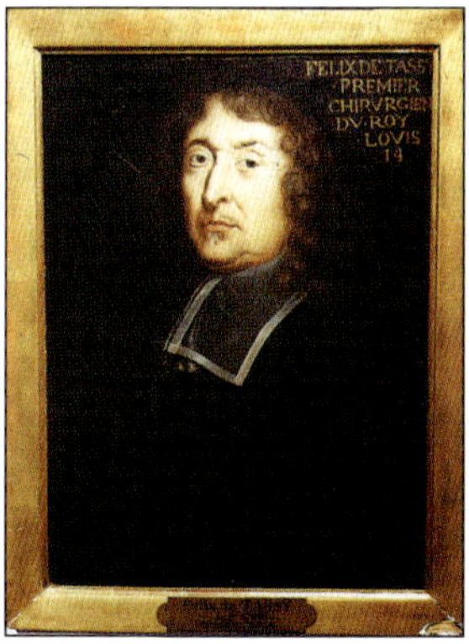

Fig. 3 – Portait de Félix.

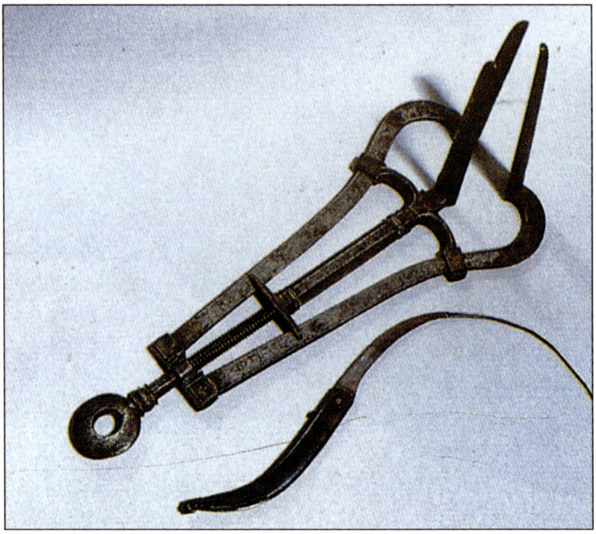

Fig. 4 – Stylet de Félix ayant servi à l'intervention de Louis XIV.

Ce succès rejaillit sur Félix qui fut honoré de 300 000 livres (soit trois fois plus que les honoraires de son premier médecin Daquin dont la charge de premier médecin du roi lui rapportait 45 000 livres par an), ce qui lui permit d'acheter la seigneurie de Tassy. Le roi récompensa également les cobayes survivants de Félix. Ainsi un prêtre, Sanga, guéri par Félix, devint chanoine de Sens. Daquin fut révoqué par le roi en 1693. Fagon, aidé par Mme Maintenon, le remplaça. Intrigues de cour…

Ce succès rejaillit également sur l'ensemble des chirurgiens. Mareshal, chirurgien de l'hôpital de la Charité, qui avait aidé Félix pour opérer Louis XIV d'un anthrax au cou en 1696, devint premier chirurgien de Louis XV. Ce dernier réorganisa le collège chirurgical de Saint-Côme, l'autorisant « à enseigner dans l'amphithéatre de Saint-Côme les différentes parties de la chirurgie ». Les protestations des médecins (toujours moqués par Molière à la différence des chirurgiens) furent vaines et l'Académie royale de chirurgie fut fondée en 1731. C'est sans doute pour cette raison que, selon Michelet, la royale fistule eut « des conséquences plus bénéfiques sur l'évolution de la chirurgie que toute l'œuvre d'Ambroise Paré ».

La dernière conséquence importante de la royale fistule est plus insolite. Elle est rapportée par la Marquise de Crequi dans ses mémoires. Lors de sa visite au couvent de Saint-Cyr, elle eut l'occasion d'entendre, lors de la visite du roi, le cantique composé par Madame de Brinon, religieuse supérieure et co-fondatrice de l'établissement, et mis en musique par Jean-Baptiste Lully :

Grand Dieu, sauvez le Roi !
Grand Dieu, vengez le Roi !
Vive le Roi !
Qu'à jamais glorieux,

Louis victorieux
Voye ses ennemis
Toujours soumis !
Grand Dieu, sauvez le Roi !
Grand Dieu, vengez le Roi !
Vive le Roi !

En 1714, le compositeur allemand Georg Friedrich Haendel est en voyage à Paris. Tandis qu'il visite la Maison royale de Saint-Louis, il obtient la permission de recopier l'air et les paroles de la chanson qui fut écrite presque 30 ans plutôt pour rendre grâce après la guérison du roi. Rentré en Angleterre, Haendel traduit les paroles, et offre l'œuvre au roi Georges Ier en s'en appropriant la paternité :

God save our gracious King,
Long live our noble King,
God save the King!
Send him victorious,
Happy and glorious,
Long to reign over us,
God save the King!

D'une fistule anale à un hymne royal national ! Cette version de l'histoire ne serait cependant pas admise outre-Manche.

LES FISTULES DE A À Z : EN DEHORS DE LA MALADIE DE CROHN

Anatomie

R. Ganansia

Préambule

Il ne s'agit pas ici de refaire un chapitre détaillé d'anatomie de la totalité de la région ano-rectale. Le but est de faciliter la compréhension des structures impliquées dans les fistules anales, qu'il s'agisse des glandes anales, point de départ de ces suppurations, des structures musculaires sphinctériennes qu'elles traversent, des espaces parfois multiples qu'elles empruntent pour aboutir à la peau péri-anale ou dans la paroi rectale.

Nous n'étudierons pas ici la vascularisation et l'innervation anale que l'on trouvera dans les traités classiques d'anatomie mais qui, dans le cadre des fistules anales, n'ont pas un rôle important.

Ce rappel anatomique sera complété par les aspects normaux de ces structures en échographie endoanale et IRM, explorations parfois utiles dans le bilan des fistules anales.

Structures musculaires

Le canal anal correspond à la portion d'intestin terminal située entre la traversée du diaphragme pelvien et la peau périnéale. Il est solidaire du plancher pelvien par un échange de fibres aponévrotiques et de fibres musculaires du muscle élévateur avec la couche musculaire longitudinale du rectum (figs. 1 et 2).

Sphincter interne

Il s'agit d'un épaississement progressif de la couche musculaire lisse circulaire interne du rectum. Muscle lisse aux fibres blanchâtres, il est facilement distinguable du faisceau sous-cutané du sphincter externe dont les fibres musculaires striées sont de couleur rosée, voire rouge. Il s'étend sur une hauteur d'environ 3 centimètres sans limite supérieure individualisable. Son bord inférieur est palpable et séparé du faisceau sous-cutané du sphincter externe par le fascia intermusculaire issu de la couche musculaire longitudinale complexe. Le sphincter interne est séparé de la muqueuse par des fibres

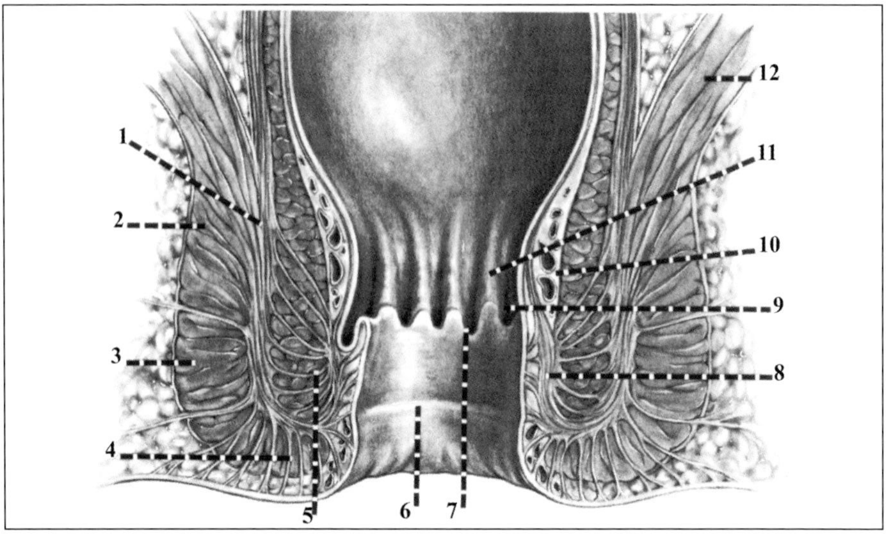

Fig. 1 – Canal anal - vue frontale (d'après Marvin L. Corman (16)). 1 : muscle longitudinal complexe ; 2 : sphincter externe (SE) faisceau profond ; 3 : SE faisceau superficiel ; 4 : SE faisceau sous-cutané ; 5 : sphincter interne ; 6 : ligne intersphinctérienne ; 7 : ligne pectinée ; 8 : *musculus submucosae ani* ; 9 : cryptes de Morgani ; 10 : plexus hémorroïdaire interne ; 11 : colonne de Morgani ; 12 : muscle élévateur de l'anus.

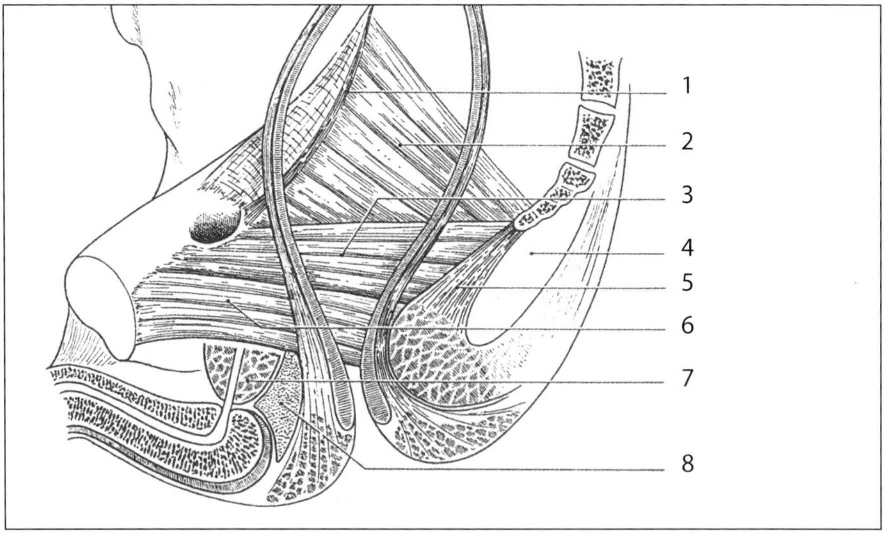

Fig. 2 – Canal anal – vue sagittale (d'après Contou et Soullard (17)). 1 : arcade du muscle élévateur (ME) ; 2 : ME faisceau ilio-coccygien ; 3 : ME faisceau pubo-coccygien ; 4 : espace sous-sphinctérien postérieur ; 5 : raphé coccygo-musculaire (Courtney) ; 6 : ME faisceau pubo-rectal ; 7 : muscle strié de l'urètre ; 8 : centre tendineux du périnée.

musculaires lisses (*musculus submucosae ani*) qui occupent, au niveau du canal anal, la place de la musculaire muqueuse du rectum.

Sphincter externe

C'est un muscle strié. Il recouvre complètement, depuis l'orifice anal jusqu'au plancher pelvien, l'intestin terminal constitué dans son segment anal par le sphincter interne et le muscle longitudinal complexe.

Il est constitué de deux faisceaux :

- le faisceau sous-cutané, triangulaire, à sommet supérieur sur une coupe frontale, est traversé par des extensions du muscle longitudinal complexe qui s'insèrent à la face profonde de la peau de la marge anale, réalisant un véritable muscle peaucier – *le corrugator cutis ani* – responsable des plis radiés de l'anus. Ce faisceau sous-cutané remonte et se déplace en dehors du sphincter interne en position de la taille et lors de la défécation ;
- le faisceau profond : c'est la portion la plus épaisse du sphincter externe. De forme elliptique, il mesure environ deux à trois centimètres en hauteur. Ses fibres s'entremêlent à la partie supérieure avec celles du muscle pubo-rectal, si bien qu'il n'y a pas d'espace dissécable entre ces deux muscles.

Ces deux faisceaux ont des expansions en avant vers la peau, le muscle transverse du périnée et le bulbo-caverneux et participent à la formation du noyau fibreux central du périnée.

En arrière, les expansions se font vers la peau le long du sulcus rétro-anal.

Shafik a proposé une description de l'appareil sphinctérien externe en trois frondes en forme de U (fig. 3) :

- la fronde supérieure oblique en haut et en avant, formée du faisceau profond du sphincter externe et du pubo-rectal, s'insère en avant sur le pubis ;

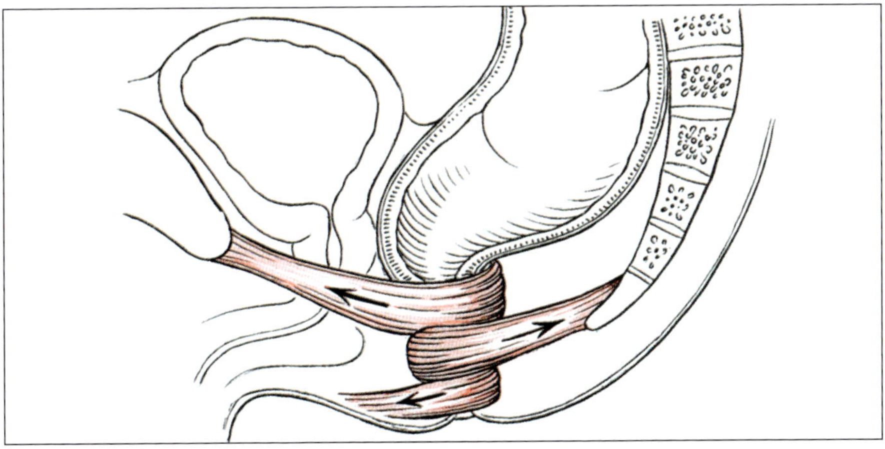

Fig. 3 – Organisation de l'appareil sphinctérien externe en trois frondes en U selon Shafik (18). SP : symphyse pubienne ; PP : peau périnéale ; C : coccyx.

– la fronde intermédiaire est constituée par la partie épaisse du sphincter externe, oblique en haut et en arrière elle s'insère sur le coccyx par l'intermédiaire du raphé ano-coccygien;
– la fronde inférieure oblique en bas et en avant est fixée en avant sur le noyau fibreux central.

Muscle longitudinal complexe

Il est formé, dans sa partie interne, par les fibres lisses longitudinales du rectum renforcées par des fibres musculaires striées provenant du muscle élévateur et de son faisceau pubo-rectal.

Les fibres musculaires striées entraînent avec elles des fibres conjonctives venant du fascia pariétal pelvien et sont séparées des sphincters interne et externe par des condensations conjonctives.

Shafik a dissocié, dans la constitution du muscle longitudinal complexe, d'une part des fibres lisses rectales médiales, d'autre part des fibres striées intermédiaires émanées du muscle élévateur et celles détachées du pubo-rectal, c'est-à-dire du sphincter externe (fig. 4).

À la partie basse, les fibres se séparent: en dedans, elles contournent le bord inférieur du sphincter interne formant le fascia intermusculaire pour s'insérer sur la paroi du canal anal (ligament de Park). En bas, elles traversent le faisceau sous-cutané du sphincter externe pour s'insérer sur la peau de la marge anale formant le *corrugator cutis ani*. En dehors, elles passent entre faisceau sous-cutané et faisceau profond du sphincter externe formant le fascia péri-anal.

Il existe de grandes divergences dans la description de cette structure musculaire complexe dont le rôle est essentiel, solidarisant entre eux les deux sphincters interne et externe. Le muscle longitudinal complexe est aussi impliqué comme voie de diffusion des suppurations et lieu de passage des trajets fistuleux (trajet intramural ou intersphinctérien haut).

Espaces celluleux

On distingue plusieurs espaces celluleux virtuels, dont l'intérêt est capital en chirurgie proctologique car ce sont les voies d'extension des suppurations.

Espace circum anal sous-muqueux

Situé dans les deux tiers supérieurs du canal anal, entre la muqueuse anale et le sphincter interne, il est limité à la partie basse par le fascia intermusculaire. Il contient les plexus hémorroïdaires internes et les canaux glandulaires d'Hermann et Desfosses.

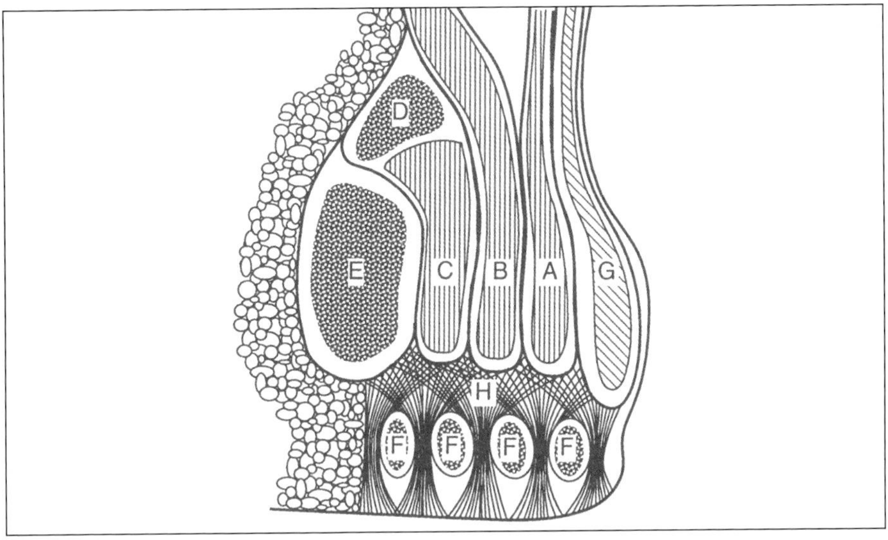

Fig. 4 – Organisation de l'appareil sphinctérien selon Shafik (4). A, B, C : les trois couches du muscle longitudinal complexe. D, E, F : les trois frondes du sphincter externe, supérieur, intermédiaire et inférieur. G : sphincter interne. H : tendon central.

Espace péri-anal sous-cutané

Situé dans le tiers inférieur du canal anal, il est limité, en dedans par la peau du canal anal, en haut par le fascia intermusculaire et en dehors par le fascia péri-anal. Il contient le faisceau sous-cutané du sphincter externe, les plexus hémorroïdaires externes, des glandes sébacées et sudoripares. Le caractère très clos de cet espace explique la difficulté d'extension des abcès qui s'y développent et donc leur caractère rapidement hyperalgique.

Espace ischio-anal

Limité par le sphincter externe en dedans, le muscle élévateur en haut, la peau péri-anale en bas et le muscle obturateur interne en dehors avec, dans son aponévrose, le canal d'Alcock.

L'espace ischio-anal contient du tissu cellulo-graisseux, le nerf rectal inférieur, les artères et veines rectales inférieures. Les suppurations à point de départ cryptique qui ont traversé le sphincter externe viennent se répandre dans cet espace, avant de s'ouvrir à la peau réalisant les fistules anales.

Espace inter-sphinctérien

Décrit par Eisenhammer, il se situe entre le sphincter interne et le faisceau profond du sphincter externe. En haut et en dehors, il communique avec les espaces qui séparent les couches de fibres longitudinales qui sont un espace de diffusion des suppurations cryptiques.

Espace pelvi-rectal supérieur

Nous nous contenterons de le citer ici car il n'a pas de contact direct avec le canal anal.

Espace sous-sphinctérien postérieur

Il fait communiquer en arrière les deux fosses ischio-anales. Il est limité en avant par le pubo-rectal et la partie profonde du sphincter externe, en haut par le raphé ano-coccygien et en arrière par les insertions cutanées issues du sphincter externe. L'espace postérieur du releveur de Courtney normalement virtuel est situé en arrière et latéralement dans l'épaisseur même du muscle élévateur.

Ces deux espaces constituent des voies de passage empruntées par les suppurations pour s'étendre vers la fosse ischio-anale controlatérale, réalisant une fistule en fer à cheval postérieure.

Configuration interne

Le canal anal est divisé en deux parties par la ligne pectinée située à la jonction du tiers inférieur et du tiers moyen du sphincter interne.

Elle est oblique en bas et en avant dans un plan sagittal. Elle est constituée par le bord libre des valvules semi-lunaires qui délimitent avec la paroi anale les cryptes de Morgagni.

Il existe souvent sur le bord libre des valvules ou aux commissures inter-valvulaires des petites formations saillantes: les papilles anales.

Au fond des cryptes, viennent s'aboucher les canaux glandulaires des glandes d'Hermann et Desfosses.

La partie sus-pectinéale du canal anal présente les colonnes de Morgagni de coloration rouge foncé, liée à la présence dans la sous-muqueuse des plexus hémorroïdaires internes réalisant les coussinets de Thomson.

La zone sous-pectinéale est d'un aspect gris bleuté, c'est le pecten qui répond à l'insertion du ligament de Parks. Elle se poursuit par la peau d'abord lisse, puis riche en poils et en glandes, c'est la marge de l'anus qui ne se distingue de la peau environnante que par sa finesse, son plissement et sa pigmentation.

Glandes d'Hermann et Desfosses

Canaux glandulaires décrits par Hermann et Desfosses en 1880, ils sont tapissés par un épithélium le plus souvent intermédiaire, rarement de type intestinal. Ils s'abouchent au fond des cryptes de Morgagni (fig. 5). De formes variées, ces canaux s'étendent dans la sous-muqueuse, traversent le sphincter interne et l'espace inter-sphinctérien. Habituellement, elles ne pénètrent pas le sphincter externe.

Elles jouent un rôle capital dans la genèse et l'extension des suppurations dites cryptiques, des abcès et fistules anales.

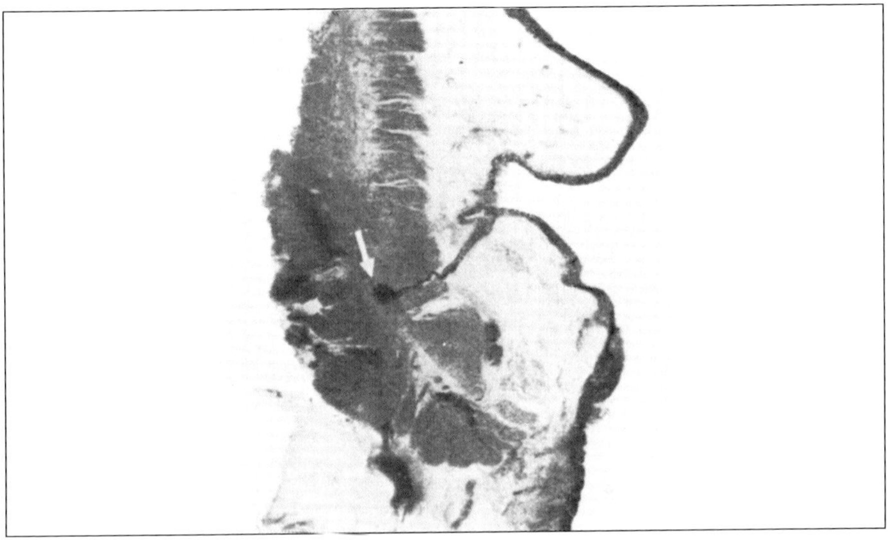

Fig. 5 – Glande anale sur une section du canal anal (19).

Anatomie et imagerie

Anatomie du canal anal normal en échographie endo-anale

En échographie endo-anale effectuée avec un appareillage dédié rigide, le canal anal et l'appareil sphinctérien sont visibles sous la forme de quatre couches concentriques:

- la couche sous-épithéliale: la muqueuse n'est pas visible, mais la sous-muqueuse est modérément hyperéchogène et homogène en échostructure, à l'exception des tissus vasculaires hypoéchogènes qu'elle peut contenir;
- le sphincter interne: il se présente comme un anneau symétrique, bien défini, hypoéchogène mesurant environ 2 mm d'épaisseur. Cette épaisseur peut varier avec l'âge;

– le muscle longitudinal complexe est visible sous la forme d'un anneau épais, d'échogénicité identique à celle de la couche sous-épithéliale, situé entre les sphincters interne et externe. On peut parfois noter au sein de cette couche des zones plus hypoéchogènes correspondant à des fibres musculaires lisses ;
– le sphincter anal externe, couche la plus externe, a une structure fibrillaire hyperéchogène dans sa partie profonde. Dans sa partie plus superficielle, cette échogénicité peut diminuer et la structure fibrillaire s'estomper.

Modifications liées à l'âge et au sexe

Les fibres musculaires lisses du sphincter interne sont progressivement remplacées avec l'âge par du tissu fibroélastique, ce qui a comme conséquence une augmentation de l'épaisseur et de l'échogénicité du sphincter interne après 50 ans.

Le sphincter anal externe est plus épais chez l'homme, mais ceci est probablement plus en rapport avec la masse corporelle qu'avec le sexe. La différence entre les sexes porte surtout sur l'organisation du sphincter externe à la partie antérieure du canal anal.

Le sphincter externe de la femme est oblique en avant et en bas, donc plus court en avant qu'en arrière et ne forme un anneau complet en échographie qu'à la partie basse, ce qui peut simuler à la partie haute une rupture sphinctérienne antérieure.

Aspect échographique des différents niveaux du canal anal

On distingue trois niveaux : supérieur, moyen et inférieur.

À la partie supérieure du canal anal, on visualise la sangle pubo-rectale et le sphincter anal externe. Si chez l'homme le sphincter anal externe apparaît à ce niveau symétrique et circulaire, chez la femme, il n'est pas visible en avant et seule la sangle pubo-rectale apparaît à la partie postérieure du canal anal (fig. 6A).

Au niveau moyen, le sphincter anal interne est bien visualisé et se termine à la partie basse. Le sphincter anal externe est bien défini dans sa partie antérieure chez la femme. Le ligament ano-coccygien est visible en arrière (fig. 6B).

À la partie inférieure du canal anal, le sphincter interne n'est plus visible et le muscle longitudinal complexe vient s'entremêler aux fibres du faisceau sous-cutané du sphincter externe (fig. 6C).

Les structures situées en dehors de l'appareil sphinctérien, en particulier les fosses ischio-anales, sont souvent difficiles à voir en raison de la fréquence des sondes qui ne permet pas d'obtenir des images correctement lisibles à plus de 3 centimètres de la sonde.

Les logiciels de reconstitution 3D permettent de faire des coupes dans tous les plans de l'espace, ce qui permet dans les fistules de pouvoir mieux visualiser leurs trajets, l'emplacement et l'extension des abcès ainsi que les orifices internes des fistules (fig. 7).

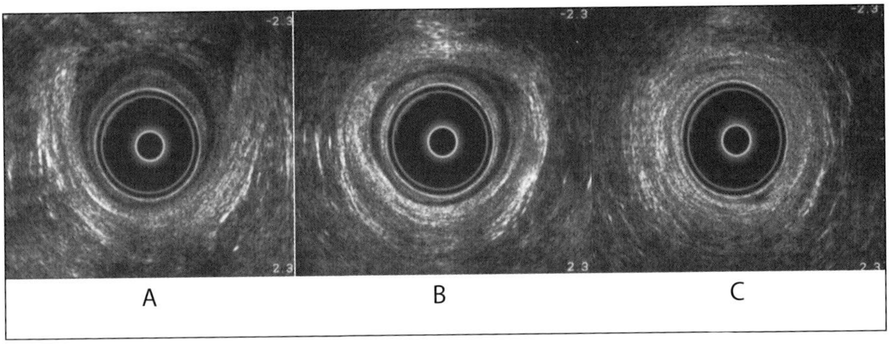

Fig. 6 – **A.** Canal anal haut. Sangle pubo-rectale. **B.** Canal anal moyen SE + SI. **C.** Canal anal bas. Faisceau SC du sphincter externe.

Anatomie du canal anal normal en IRM

L'imagerie par résonance magnétique est basée sur des systèmes fonctionnant avec des champs magnétiques de 1 à 1,5 Tesla. L'exploration du canal anal exige l'utilisation d'IRM de dernière génération (1,5 Tesla). Le recueil des signaux s'effectue à l'aide d'antennes du corps entier ou endo-cavitaires (endo-rectale ou endo-vaginale), mais ces dernières ne sont pas forcément nécessaires.

On utilise des séquences pondérées en T1 ou T2 et des séquences « FAT SAT », assurant une suppression du signal de la graisse, qui permettent de mieux mettre en évidence les trajets fistuleux dans les suppurations. L'apparition des séquences 3D permet d'obtenir une résolution spatiale de l'ordre du millimètre après injection de gadolinium.

Le sphincter interne a un signal intermédiaire, supérieur à celui du sphincter externe en pondération T2 et se rehausse nettement après injection de gadolinium.

À l'inverse, le sphincter externe apparaît plus charnu et en hyposignal en T2, et se rehausse faiblement après injection (fig. 7).

Messages forts

- **L'appareil sphinctérien interne et externe joue un rôle capital dans la continence anale, sa connaissance est donc indispensable à la chirurgie des fistules anales.**
- **Le muscle longitudinal complexe solidarise les deux sphincters interne et externe. Il est la voie de diffusion des suppurations anales d'origine crytoglandulaire et donc le lieu de passage obligé des trajets fistuleux.**
- **Les glandes d'Hermann et Desfosses sont le point de départ des fistules anales et s'abouchent au niveau de la ligne pectinée dans les cryptes de Morgagni.**

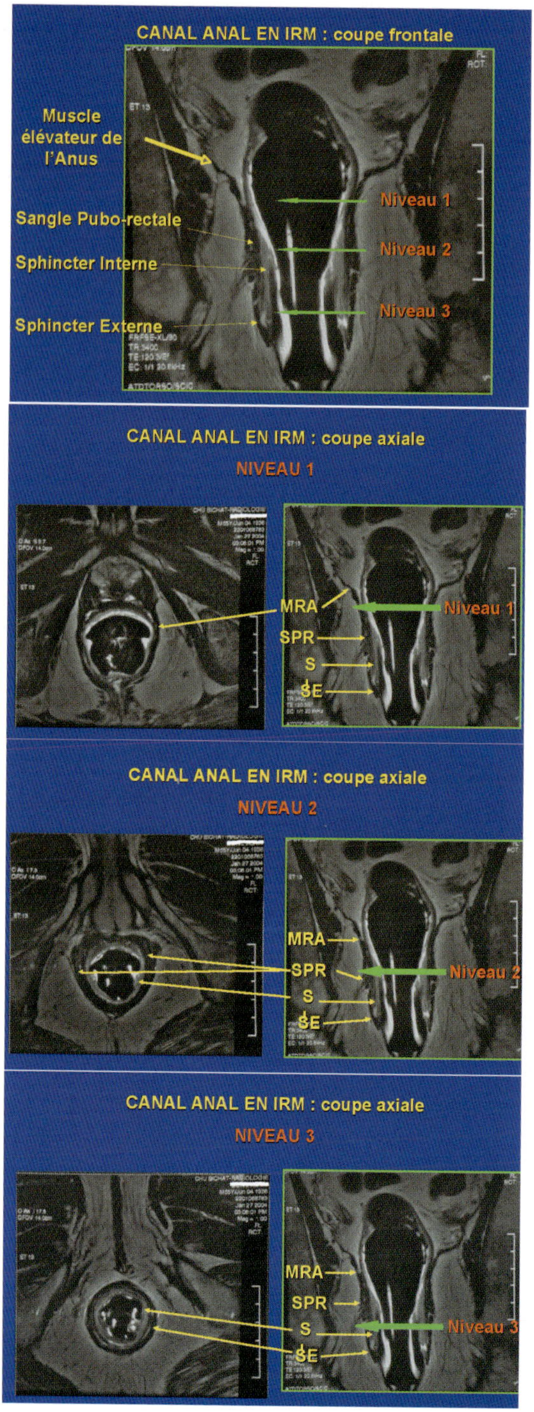

Fig. 7 – Canal anal en IRM (avec l'aimable autorisation du Dr P. Fernandez, hôpital Bichat).

Références

1. Courtney FL (1950) Anatomy of the pelvic diaphragm and anorectal musculature as related to sphincter preservation in ano rectal surgery. Ann J Surg 155-73
2. Goligher JC (1975) Surgery of the anus, rectum and colon. Baillère-Tindall, London
3. Shafik A (1975) A new concept of the anatomy of the anal sphincter mechanism and the physiology of defecation: a triple loop system. Invest Urol 12: 412-9
4. Shafik A (1976) A new concept of the anatomy of the anal sphincter mechanism and the physiology of defecation.The longitudinal muscle. Anatomy and role in anal sphincter mechanism. Invest Urol 13: 271-7
5. Shafik A (1975) A new concept of the anatomy of the anal sphincter mechanism and the physiology of defecation. Anatomy of the levator ani muscle with special reference to puborectalis. Invest Urol 13: 175-82
6. Shafik A, Sibai OE, Shafik AA, Shafik JA (2007) A novel concept for the surgical anatomy of the perineal body. Dis Colon Rectum 50: 2120-5
7. Guntz M, Parnaud E, François H *et al.* (1981) Anatomie fonctionnelle du canal anal et de son appareil sphinctérien. Ouest Med 34: 351-9
8. Lunniss PJ, Phillips RKS (1992) Anatomy and function of the anal longitudinal muscle. Br J Surg 79: 882-4
9. Morgan CN, Thompson HR (1956) Surgical anatomy of the anal canal with special reference to the surgical importance of the internal sphincter and conjoint longitudinal muscle. Ann R Coll Surg Engl 19: 88-114
10. McColl I (1967) The comparative anatomy and pathology of anal glands. Ann R Coll Surg Engl 40: 36-67
11. Hermann G, Desfosses L (1880) Sur la muqueuse de la région cloacal du rectum. Acad Sc 90: 1301-2
12. Klosterhalfen B, Offner F, Vogel P, Kirkpatrick CJ (1991) Anatomic nature and surgical significance of anal sinus and anal intramuscular glands. Dis Colon Rectum 34: 156-60
13. Fatton B (2005) Anatomie dynamique du périnée. In: Pelvi-périnéologie. Blanc B, Siproudhis L. Springer, Paris, 21-30
14. Kamina P (2008) Anatomie Clinique. Maloine, Paris, 277-91
15. Bartram CI, Frudinger A (1997) Handbook of anal endosonography. Wrightson biomedical publishing ltd, Petersfield UK
16. Corman ML (1993) Colon & rectal surgery. JB Lippincott company, Philadelphia
17. Soullard J, Contou JF (1983) Coloproctologie. Masson, Paris
18. Mann CV, Glass RE (1997) Surgical treatment of anal incontinence. Springer
19. Phillips RKS, Luniss PJ (1996) Anal Fistula. Chappman & Hall medical, London

Fistule anale cryptogénétique : définition, épidémiologie, bactériologie, physiopathologie

F. Devulder

Les suppurations forment un groupe hétérogène d'affections dont la classification tient avant tout de leur étiologie. On distingue les suppurations indépendantes de l'ano-rectum (sinus pilonidal, maladie de Verneuil, etc.) de celles qui trouvent leur origine au niveau du canal anal et celles dont le point de départ est sus-anal (localisations ano-périnéales de la maladie de Crohn, fistule recto-vaginale, etc.). La fistule anale cryptogénétique est la principale étiologie des suppurations anales et péri-anales. Cette dernière représente 75 % de l'ensemble des suppurations anales et péri-anales. Parmi celles-ci, plus de deux tiers sont occupés par des fistules anales, les autres étiologies étant représentées par des fissures infectées (10,5 %) et d'autres causes moins fréquentes (glandes sous-pectinéales infectées, maladie de Crohn, etc.) (1).

La fistule anale cryptogénétique est une affection qui naît de l'infection d'une glande d'Hermann et Desfosse. Cette définition, volontairement limitative, exclut toutes les autres suppurations de la région anale et péri-anale.

Cette affection touche principalement les hommes avec un *sex ratio* allant de 2 à 9 hommes pour 1 femme (2, 3). En 2006, près de 9 000 patients ont été opérés d'une fistule anale en France (données PMSI). L'incidence annuelle des fistules anales est estimée à 12,3 pour 100 000 chez l'homme et à 5,7 pour 100 000 chez la femme. La fistule anale a un pic de fréquence entre la 3e et 5e décennie (4). Les germes isolés dans les fistules anales sont essentiellement de nature entérique. Prédominent *Escherichia coli* (22 %), *Enterococus spp.* (16 %) et *Bacteroides fragilis* (20 %) (5). De rares cas de tuberculoses anales ont récemment été rapportés. Il faut savoir l'évoquer en cas de récidive sur des terrains à risque (patient provenant de zones d'endémies) (6).

Le terme communément employé de fistule anale cryptogénétique vient confirmer que la cause précise de cette affection n'est pas connue. Une stase stercorale au niveau de l'ampoule rectale pourrait constituer le premier temps de cette infection sans qu'il ait été démontré d'augmentation de l'incidence des fistules chez les patients ayant un fécalome. Celle-ci se ferait au niveau d'une glande de Hermann et Desfosse et pourrait aboutir à la constitution d'un abcès inter-sphinctérien. Cet abcès peut évoluer soit vers la régression, soit vers la diffusion dans l'espace inter-sphinctérien ou au travers du sphincter anal externe constituant une fistule anale trans-sphinctérienne. Fortement incriminées dans la genèse des fistules anales cryptogénétiques, les glandes de Hermann et Desfosse sont au nombre de 6 à 8 (1, 7). Elles ont une prédominance postérieure. Ces glandes s'abouchent au niveau des cryptes de Morgani (ligne des cryptes). Plus nombreuses chez l'homme que chez la femme, le rôle de ces glandes de Hermann et Desfosse est inconnu. Certains auteurs les considèrent comme des vestiges embryonnaires. La présentation clinique des fistules anales, qui sera détaillée plus loin, peut être très diversifiée (8). Parfois, l'abcès, événement inaugural habituellement reconnu, est passé inaperçu. Au stade de la fistule anale, la présentation clinique sera fonction des trajets inter- et trans-sphinctériens. Le plus souvent, ces trajets trans-sphinctériens n'intéressent que la partie inférieure du sphincter anal externe. Parfois, les fistules sont beaucoup plus complexes, pouvant s'étendre du côté controlatéral réalisant ainsi une fistule en fer à cheval ou vers l'espace inter-sphinctérien constituant un diverticule ou encore en s'étendant dans l'espace pelvi-rectal supérieur le plus souvent en raison d'une iatrogénicité (création d'un faux trajet, absence d'épreuve au bleu de méthylène, etc.).

Messages forts

- **La fistule anale cryptogénétique est la principale étiologie des suppurations anales et péri-anales.**
- **Elle naît de l'infection d'une glande d'Hermann et Desfosse.**
- **Son étiologie précise est inconnue.**
- **De présentation très variable, les trajets trans-sphintériens n'intéressent le plus souvent que la partie inférieure du sphincter anal externe.**

Références

1. Williams JG, Farrands P.A, Williams AB *et al.* (2007) The treatment on anal fistula: ACPGBI position statement. Colorectal Dis. (suppl. 4): 18-50
2. Parks A, Gordon Ph, Hardcastle J (1976) A classification of fistula-in-ano. Br J Surg 19: 487-99
3. Goligher JC (1987) Fistula-in-ano: symposium. Int J Colorec Dis 2: 51-71
4. Van Koperen PJ, Wind J, Bemelman A *et al.* (2008) Long-term functional outcome and risk factors for recurrence after surgical treatment for low and high perianal fistulas of cryptoglandula origin. Dis Colon Rectum 0: 1-7
5. Seow-Choen F, Hay AJ, Heard S, Philipps RK (1992) Bacteriology of anal fistulae. Br J Surg 79: 27-8
6. Romelaer C, Abramowitz L (2007) Anal abscess with a tuberculous origin: report of two cases and review of the litterature. Gastroenterol Clin Biol 31: 94-6
7. Eisenhammer S (1966) The anorectal fistulous abscess and fistula. Dis Colon Rectum 9: 91-106
8. Parks A (1961) Pathogenesis and treatment of fistula-in-ano. Br Med J 1: 588-92

Classification des fistules anales cryptogénétiques

A.-L. Tarrerias

Afin de mieux appréhender le traitement des fistules anales, il est nécessaire d'envisager une classification en fonction des rapports anatomiques de la fistule aux différents sphincters. La première classification remonte à 1934 (1), Milligan et Morgan ont réparti les fistules en deux types, en fonction de leur hauteur par rapport à la ligne pectinée : fistule haute au-dessus et fistule basse en dessous.

Eisenhammer (2) a ensuite établi une classification en fonction de la physiopathologie de la fistule. Il différencie l'origine cryptoglandulaire avec trois types de fistules : basse, inter-sphinctérienne et trans-sphinctérienne atteignant la fosse ischio-rectale ; de l'origine qu'il considère comme iatrogène : les fistules supra-sphinctériennes et les fistules extra-sphinctériennes.

L'enjeu du traitement chirurgical est de guérir le patient en préservant la continence anale, de ce fait, il devient logique de classer les fistules en fonction de ce risque et donc de la hauteur du trajet trans-sphinctérien. Il existe aujourd'hui deux classifications : celle de Parks et celle d'Arnous, Parnaud et Denis.

Classification de Parks (3)

Elle situe la fistule en fonction de ses rapports anatomiques avec les muscles striés :
- type 1 : fistule inter-sphinctérienne (elle traverse le sphincter interne et diffuse le long de l'espace inter-sphinctérien ;
- type 2 : fistule trans-sphinctérienne qui traverse le sphincter interne et le sphincter externe ;
- type 3 : fistule supra-sphinctérienne traversant le sphincter externe et le faisceau pubo-rectal du muscle élévateur de l'anus ;
- type 4 : fistule extra-sphinctérienne.

Le type 1 est à risque faible d'incontinence anale, alors que le type 4 est à risque élevé.

Classification d'Arnous, Parnaud et Denis (4)

Elle concerne les fistules trans-sphinctériennes en distinguant trois hauteurs de trajet :
- type 1 : fistule trans-sphinctérienne inférieure (moins de 50 % du sphincter externe sous le trajet) ;
- type 2 : fistule trans-sphinctérienne supérieure (plus de 50 % du sphincter externe concerné) ;
- type 3 : fistule supra-sphinctérienne.

Il s'agit en fait d'une classification plus simple, ne tenant compte que des fistules touchant le sphincter externe, qui sont celles dont dépend le pronostic sur l'incontinence anale. Dans cette classification, la fistule intramurale ou inter-sphinctérienne pure est à part.

Classification imposée par la CCAM

Notre nomenclature est basée sur la classification d'Arnous, Parnaud et Denis mais ajoute à juste titre une variante : la fistule complexe opposée à la fistule simple. Ainsi, dans la CCAM, nous traitons soit une fistule basse en un temps par fistulotomie ou fistulectomie. Et, par opposition toute fistule traitée par un drainage à l'aide d'une anse souple est complexe : soit le trajet est trans-sphinctérien haut, soit il existe plusieurs trajets, donc la fistule est multiramifiée.

Un autre type de fistule complexe est lié à l'existence de diverticules sur le trajet principal constituant ainsi :
- la fistule en fer à cheval : le diverticule constitue un trajet opposé au trajet principal diffusant dans l'espace sous-sphinctérien postérieur ou plus rarement inter-sphinctérien postérieur ou antérieur ;
- le diverticule par diffusion de la suppuration dans l'espace inter-sphinctérien allant parfois au-delà du releveur, voire jusqu'en muqueuse rectale.

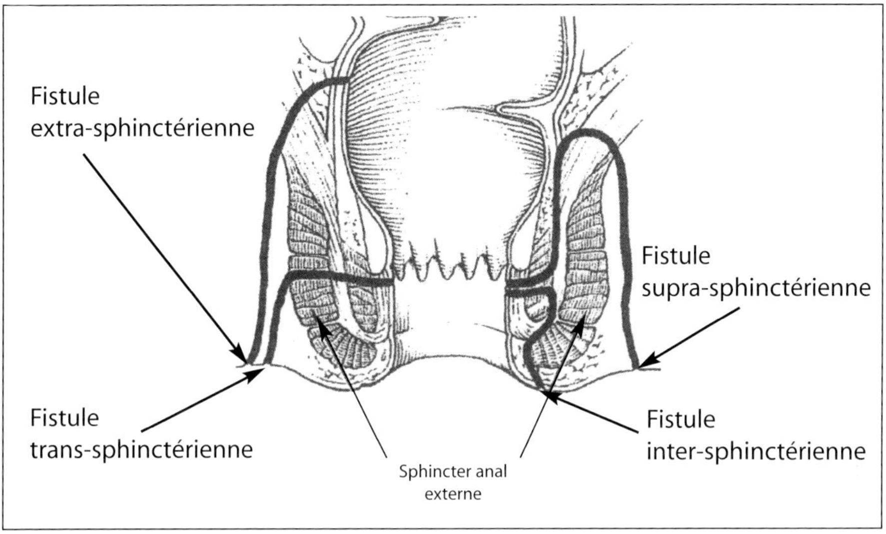

Fig. 1 – Classification de Parks.

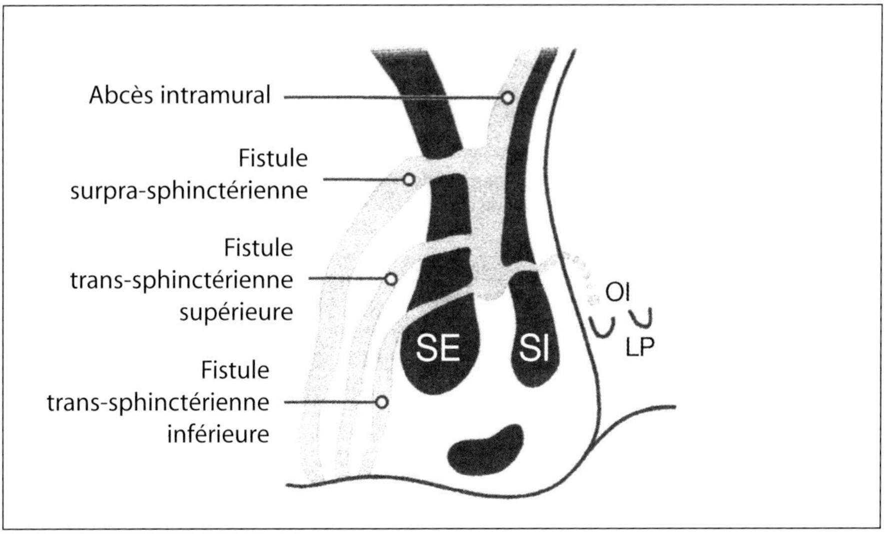

Fig. 2 – Classification de Bellan.

Références

1. Milligan ETC, Morgan CN (1934) Surgical anatomy of the anal canal with special reference to anorectal fistulae. Lancet ii: 1213-7
2. Eisenhammer S (1978) The final evaluation and classification of the surgical treatment of the primary anorectal cryptoglandular intermuscular (intersphincteric) fistulous abscess and fistula. Dis Colon Rectum 21: 237-54
3. Parks AG, Gordon PH, Hardcastle JD (1976) A classification of fistula-in- ano. Br J Surg 63: 1-12
4. Arnous J, Parnaud E, Denis J (1972) Quelques réflexions sur les abcès et fistules de l'anus. À propos de 3 000 interventions. Rev Prat 22: 1793-814

Les différentes présentations cliniques des abcès et fistules ou valeur de l'examen clinique dans les abcès et fistules

D. Soudan

Abcès et fistule sont deux stades – aigu et chronique – d'une même maladie. Si l'abcès est presque toujours vu dans un contexte d'urgence en raison de la douleur qu'il génère, la fistule est à l'opposé souvent diagnostiquée à froid. L'examen clinique est de première importance. Il permet en règle générale de faire le diagnostic sur la constatation des éléments constitutifs de cette pathologie : un orifice interne cryptique, un trajet fistuleux, un orifice externe. C'est encore la clinique qui permet de recueillir les éléments de gravité de la suppuration, bien souvent également les éléments pronostiques (fistule complexe ou simple) et les facteurs de risque d'incontinence.

Au stade d'abcès

La douleur est le maître symptôme : elle traduit la présence de pus sous tension. Ses caractéristiques sémiologiques sont celles de toute suppuration : douleur d'intensité variable, progressivement croissante, à recrudescence nocturne, pulsatile. Elle est permanente, indépendante de la défécation (contrairement à la douleur fissuraire), augmentée par les mouvements. Ses irradiations sont celles de toute douleur d'origine anale : vers les organes génitaux ou la face postérieure de la racine des cuisses. La position antalgique est le décubitus latéral. Cette douleur est différente de la douleur de la rétention d'urine parfois associée, de localisation sus-pubienne. Une fièvre avec malaise et frissons signe une infection grave.

Les données de l'examen clinique dépendent de l'espace anatomique dans lequel se développe l'abcès. Ce dernier est parfois évident dès l'inspection : tuméfaction rouge, chaude, et douloureuse à la pression d'un abcès de la marge anale, avec zone fluctuante lorsque l'abcès est à maturité. Ces abcès facilement visibles correspondent à l'émergence à la marge d'un abcès inter-sphinctérien, ou à une fistule trans-sphinctérienne inférieure au stade d'abcès.

Un abcès profond de la fosse ischio-rectale ne s'accompagne pas, au début de son évolution, de modification visible de la peau mais d'une simple asymétrie des fesses à l'inspection et d'une infiltration douloureuse d'une fosse ischio-rectale, appréciée par un examen comparatif bilatéral (fig. 1). Dans ce cas, le toucher rectal révèle une induration douloureuse en haut du canal anal au niveau du releveur de l'anus, parfois difficile à différencier d'un abcès inter-sphinctérien. Plus tardivement, cet abcès de la fosse ischiorectale devient de diagnostic plus facile : il réalise un placard induré intéressant la totalité de la fesse homolatérale, au centre de laquelle pointe le sommet de l'abcès.

Un tableau douloureux sans anomalie visible à l'inspection fait évoquer un abcès inter-sphinctérien: une béance anale associée à la douleur et/ou une rétention d'urine doivent y faire penser (l'autre urgence proctologique associant béance et douleur est le fécalome).

L'examen clinique est en général limité par l'intensité de la douleur de l'abcès. Il recherche les signes en faveur de l'origine fistuleuse du tableau suppuratif, et tentera de déterminer l'espace anatomique dans lequel se développe la suppuration. Le toucher anal, réalisé avec douceur, en commençant par la zone la moins douloureuse, cherche la crypte originelle (orifice interne - OI) sous forme d'une dépression ou d'une granulation sentie sous la pulpe de l'index. Une voussure piriforme, rénitente, et douloureuse au-dessus de la ligne des cryptes traduit un abcès ou un diverticule inter-sphinctérien. Si l'anuscopie est possible, (éventuellement en utilisant un anuscope de petit diamètre pour minimiser la douleur), l'examen de la ligne des cryptes doit être particulièrement minutieux en examinant les cryptes une par une, en s'aidant de la pression sur la paroi par luxation de l'anuscope à la recherche de l'issue (d'une goutte) de pus par une crypte. L'usage d'un stylet souple recourbé pour explorer la ligne des cryptes est également d'une grande utilité. Il est des situations favorables où l'évacuation de l'abcès permet de soulager immédiatement la douleur et ainsi de pouvoir réaliser l'anuscopie. Cependant, un tableau hyperalgique, après l'échec ou l'impossibilité d'un drainage sous anesthésie locale en consultation, impose rapidement une anesthésie générale qui permettra dans le même temps, le bilan lésionnel et le traitement.

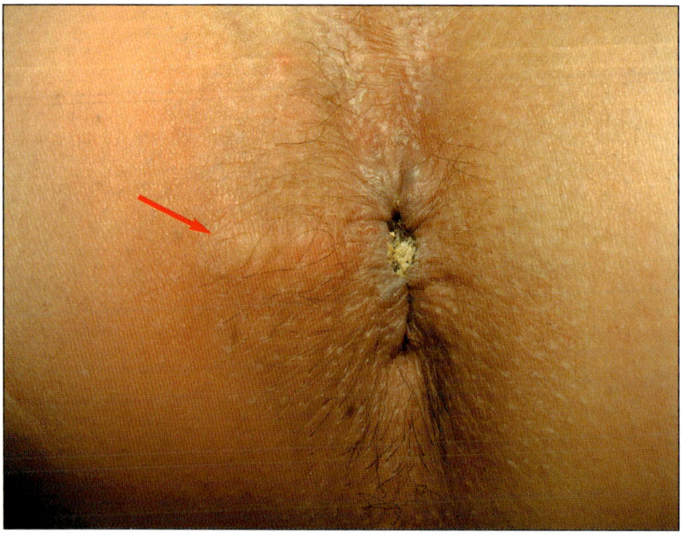

Fig. 1 – Déformation de la fesse due à un abcès de la fosse ischio-anale. Le trajet était trans-sphinctérien supérieur.

Au stade de fistule anale

L'évacuation de l'abcès, spontanée ou provoquée, par l'OI ou l'orifice externe (OE) crée la fistule anale *stricto sensu* : elle est définie par un OI cryptique, un trajet principal et ses éventuels diverticules (ou trajets secondaires) et un (ou plusieurs) OE (figs. 2 et 3). Le drainage de l'abcès ne guérit pas le patient (1). Le tableau clinique n'est plus un tableau d'urgence. Ce stade chronique peut même être révélateur, après une phase d'abcès pauci-symptomatique. Les phénomènes aigus et douloureux ont en règle disparu avec l'écoulement du pus, l'orifice externe prend la forme d'un granulome qui laisse sourdre de temps en temps une sérosité puriforme, source d'inconfort, d'humidité, de prurit (fig. 4). L'induration du trajet augmente avec le temps. La palpation du trajet est informative (fig. 5) : un trajet palpé, telle une mine de crayon, depuis l'OE jusqu'à l'anus, est un trajet superficiel et probablement une fistule basse ou simple, un trajet non palpé sur toute sa longueur est un trajet plus profond et correspond plus souvent à une fistule haute, parfois compliquée par des gestes antérieurs qui, s'ils sont mal réalisés, favorisent la diffusion par d'autres plans anatomiques, transformant une fistule simple en fistule complexe. L'injection douce d'air par l'OE à l'aide d'une seringue est parfois possible (fig. 6) et fait le diagnostic avec certitude si le doigt endo-anal au niveau de l'OI supposé perçoit l'air injecté à l'OE. L'OI est postérieur dans 50 % des cas, antérieur dans 25 % des fistules, latéral dans les autres cas (2, 3). L'exploration très douce à l'aide d'un stylet mousse à partir de l'OE oriente vers une fistule à trajet simple s'il se dirige vers la ligne des cryptes directement, à l'opposé, sa montée sur 6-8 cm parallèlement au canal anal signe l'existence d'une fistule « complexe » ou haute. On explore également les cryptes à travers l'anuscope à l'aide d'un stylet mousse recourbé. La loi de Goodsall (fig. 7) veut qu'à un OE antérieur corresponde un trajet radiaire direct vers l'OI et qu'à un OE postérieur corresponde un OI postérieur médian (fausse dans 20 % des cas en particulier pour les OE très à distance de l'anus). De plus, un OE proche de la marge et de la dépression naturelle inter-sphinctérienne a toutes les chances d'être en rapport avec une fistule trans-sphinctérienne inférieure, alors qu'un OE plus éloigné de l'anus, en regard de la fosse ischio-anale ou très antérieur (racine des bourses ou base des grandes lèvres), traduit plus souvent une fistule trans-sphinctérienne supérieure ou supra-sphinctérienne : le trajet risque d'être d'autant plus haut que l'orifice externe est loin de l'anus. Le doigt endo-anal repère, par la présence d'une induration, la partie inter-sphinctérienne du trajet de la fistule et un éventuel diverticule inter-sphinctérien.

Une fistule inter-sphinctérienne se traduit par une induration pariétale du canal anal et du bas rectum qu'il est plus facile d'apprécier de façon comparative au côté opposé. Un orifice secondaire rectal est parfois perçu au doigt, ou vu en rectoscopie à l'extrémité supérieure de l'induration.

Si l'OI est identifié lors de cet examen initial, sa localisation est consignée sur un schéma utilisant non pas une terminologie horaire mais une terminologie anatomique (antérieur, postérieur, droite, gauche), immuable malgré les différentes positions du patient.

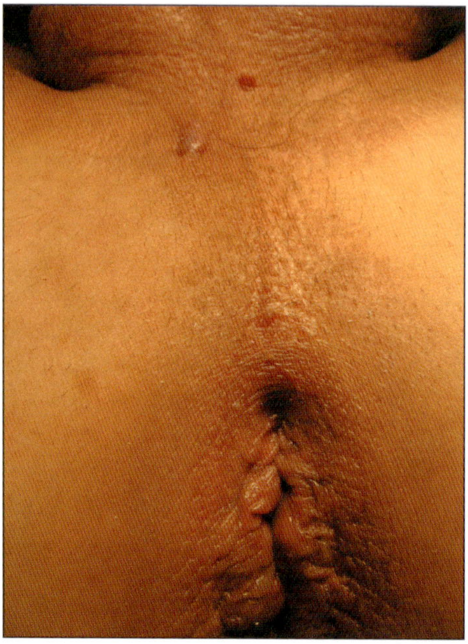

Fig. 2 – OE antérieur près de la racine des bourses (fistule trans-sphinctérienne supérieure).

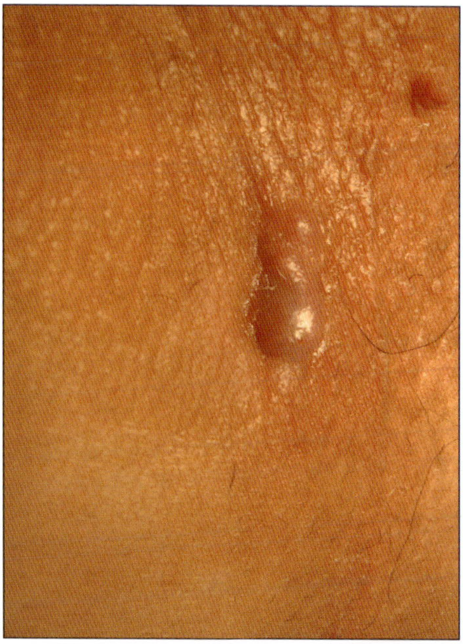

Fig. 3 – Même patient, orifice externe.

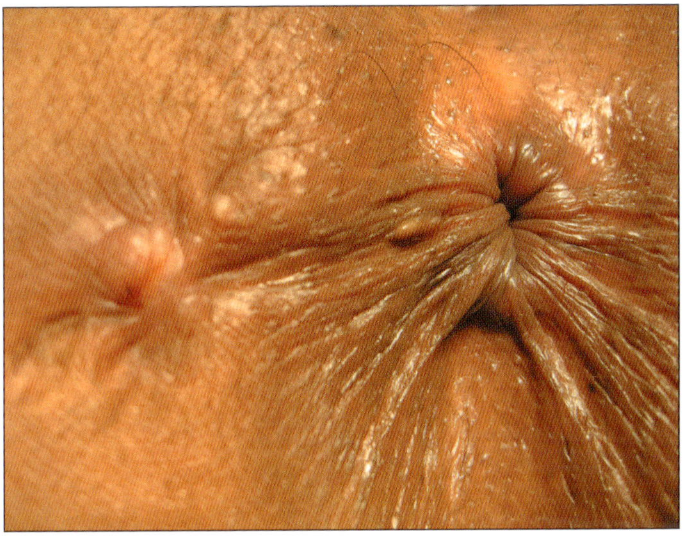

Fig. 4 – Cicatrice de drainage simple sans cicatrice de fistulotomie.

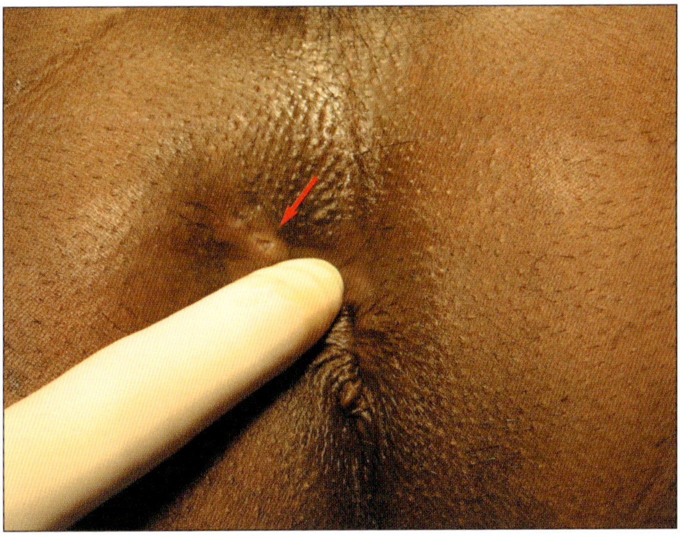

Fig. 5 – Palpation du trajet de la fistule entre orifice externe et orifice anal.

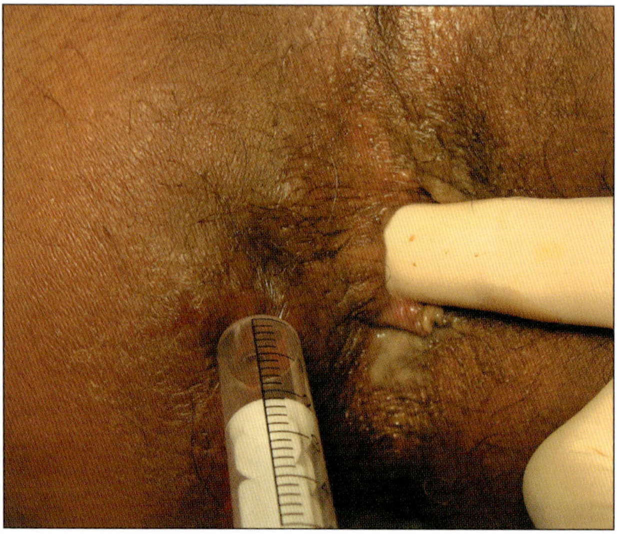

Fig. 6 – Identification de l'orifice interne par injection d'air dans l'orifice externe.

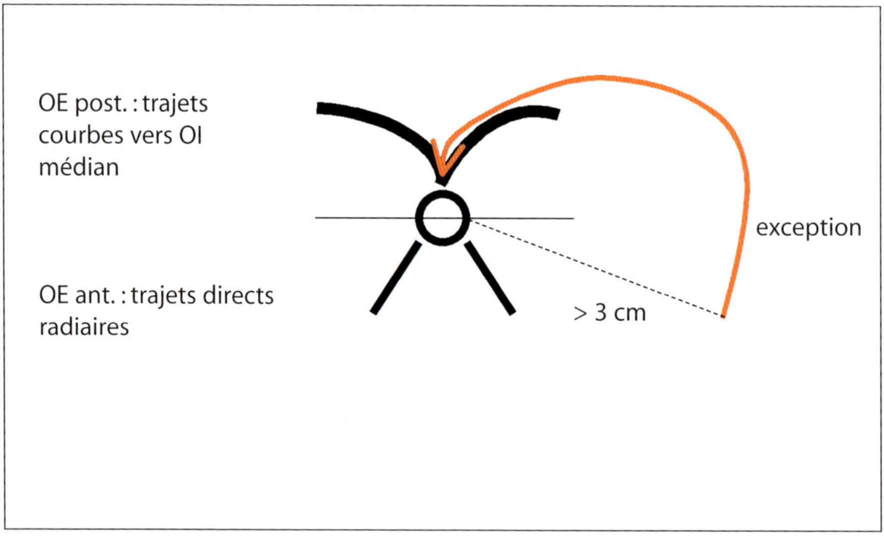

Fig. 7 – Loi de Goodsall.

Tout abcès péri-anal n'est pas dû à une fistule

Ce qui n'est pas une fistule anale :
- une fissure infectée : orifice suppurant proche d'une marisque et fissure visible au déplissement de l'anus (figs. 8 et 9) ;
- un sinus pilonidal : suppuration proche du sillon inter-fessier et fossette médiane du sillon inter-fessier centrée par un ou plusieurs poils (fig. 10) ;
- la maladie de Verneuil : poussées successives d'éléments d'âges différents et cicatrices rétractiles pathognomoniques (fig. 11) ;
- un furoncle : centré par un poil ;
- attention au piège de l'infection sur agranulocytose réalisant plutôt une cellulite sans pus.

Il faut savoir évoquer des étiologies spécifiques :
- la suppuration et pathologie tumorale (exceptionnellement) et d'aspect très particulier, révélatrice de cancer rectal colloïde avec sa sécrétion en grain de tapioca cuit ;
- la suppuration associée à une condylomatose géante de Buschke-Loewenstein ;
- la suppuration révélatrice (ou non) de maladie de Crohn traitée dans un autre chapitre ;

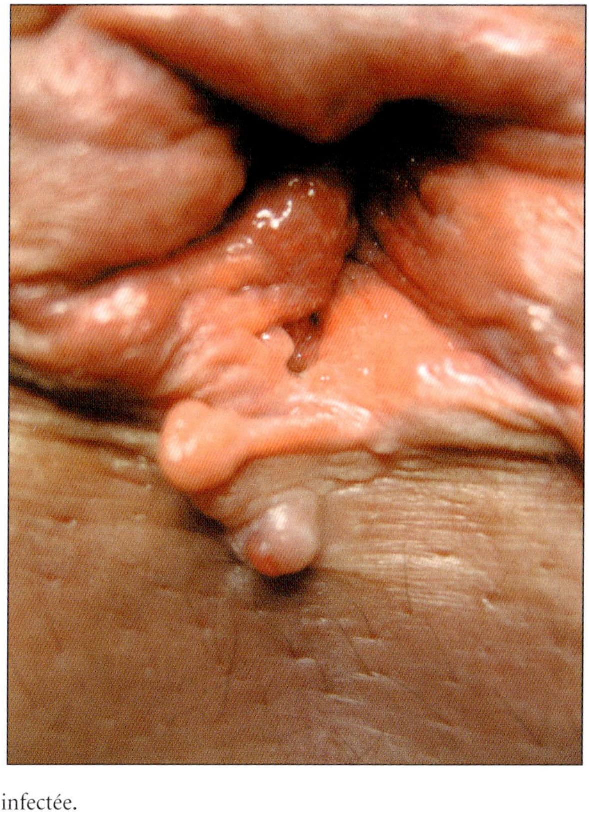

Fig. 8 – Fissure infectée.

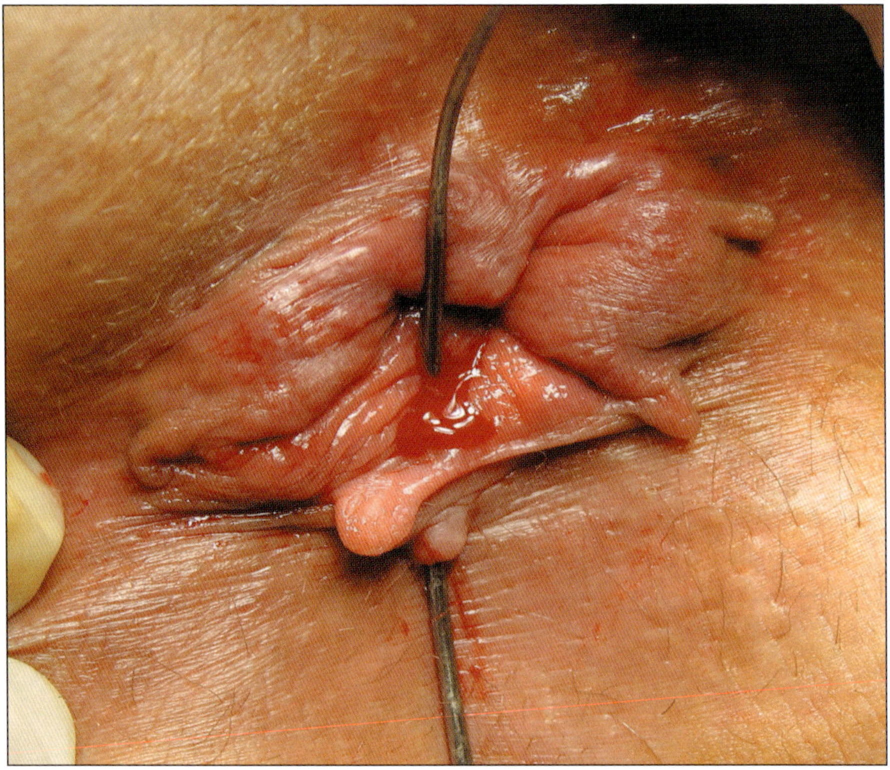

Fig. 9 – Fissure infectée.

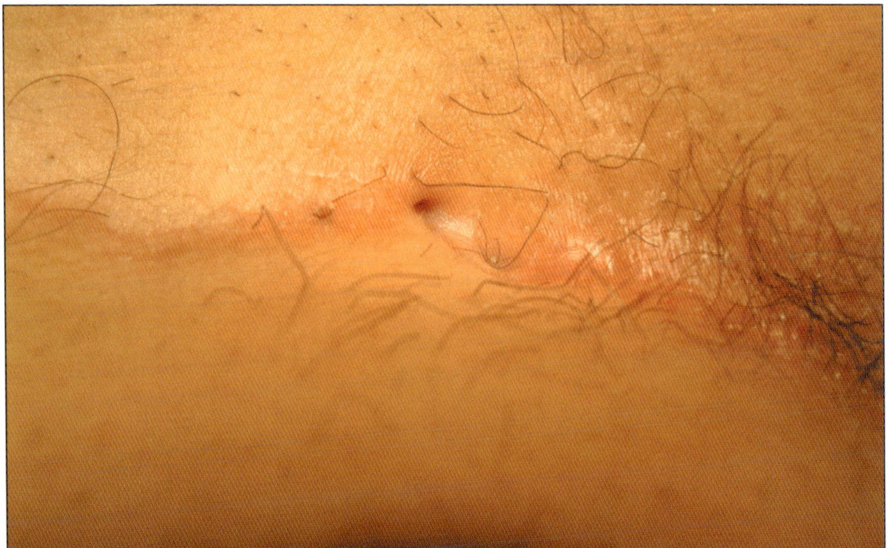

Fig. 10 – Fossette pilonidale.

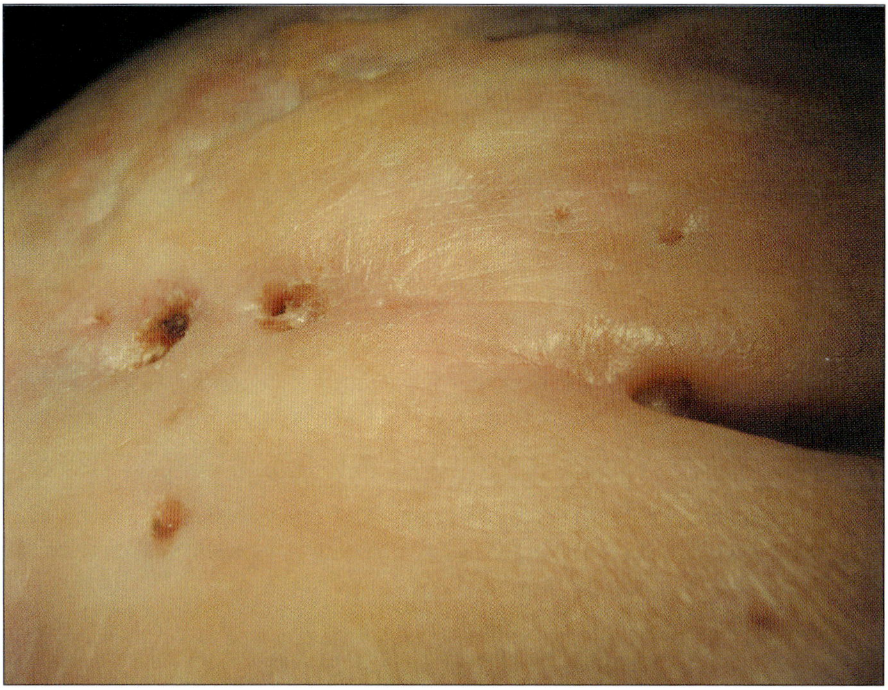

Fig. 11 – Maladie de Verneuil.

– les suppurations à germes spécifiques n'ont pas toujours d'aspect particulier mais se caractérisent volontiers par des récidives tant que le germe n'est pas éradiqué. Leur traitement est donc à la fois médical et chirurgical... après identification du germe à condition d'y penser. Les antécédents de tuberculose pulmonaire, des conditions de précarité favorisent la tuberculose anale (4). Le diagnostic peut être confirmé par l'examen direct (BAAR), les cultures, les granulomes giganto-cellulaires avec nécrose caséeuse et la PCR. Elle doit être traitée par une quadrithérapie de 12 mois associée à un drainage. L'actinomycose survient chez l'homme jeune fragilisé (diabète et alcool), réalisant un placard infiltré multi-fistuleux (5). Le traitement fait appel à la pénicilline. La présence d'une sténose rectale associée à une fistule fait suspecter une lymphogranulomatose vénérienne de sérotype L1 à L3 (*Chlamydiae*) qui doit être traitée par la doxycycline à 400 mg/j 21 jours.

Signes de gravité

Connaître les signes de gravité d'une suppuration péri-anale, c'est savoir la possibilité d'une gangrène de Fournier (GF) qui est une urgence vitale absolue. Il s'agit d'un phénomène infectieux particulier aérobie et anaérobie entraînant une toxicité systémique. C'est une infection bactérienne synergique multifocale : gangrène cutanée, fasciite nécrosante et myonécrose. L'installation du tableau clinique se fait en quelques heures à deux jours. Il associe un syndrome général infectieux sévère et des signes locaux particuliers. L'examen du périnée constate une infiltration diffuse sous forme de cellulite, très œdématiée à limite imprécise, s'étendant vers l'avant et la paroi abdominale en suivant les fascias. La peau recouvrant cette infiltration de cellulite devient purpurique puis nécrotique. La présence d'une crépitation neigeuse sous-cutanée est pathognomonique mais inconstante. La GF survient sur un terrain particulier : homme de plus de 50 ans, 40 à 65 % des patients sont diabétiques. Les autres facteurs de risques sont l'insuffisance cardiaque, l'insuffisance respiratoire, l'obésité, un déficit immunitaire (y compris traitement corticoïde) (6). Dès la suspicion du diagnostic, il faut entreprendre sans délai une réanimation avec abord veineux et antibiothérapie intraveineuse à large spectre (aérobies et anaérobies). Les germes isolés sont variés et surtout multiples. Le pronostic dépend significativement de la rapidité de l'intervention et du terrain. La mortalité des patients diabétiques est significativement supérieure à celle des patients non diabétiques (36 *versus* 0 % dans une série rétrospective de 45 cas) (7).

L'attitude préventive des complications infectieuses sévères consiste à prescrire une double antibiothérapie (métronidazole et amoxicilline-acide clavulanique) en présence d'un abcès chez les patients à risque : diabète ++, immunodépression, porteurs de prothèse, cardiopathie valvulaire.

Examen clinique et facteurs de risque

Une fois le diagnostic de fistule anale posé, ou fortement suspecté, l'examen clinique permettra également d'apprécier les facteurs de risque d'incontinence, susceptibles de s'ajouter au geste chirurgical : âge, sexe féminin, état habituel du transit intestinal, trouble associé de la statique pelvi-rectale, antécédents obstétricaux (susceptibles de lésions traumatiques inapparentes des sphincters) et bien sûr antécédents chirurgicaux anaux… autant d'arguments qui guideront le thérapeute qui doit éviter la récidive et préserver la continence (1, 8).

À part le cas particulier de la suppuration récidivante déjà opérée à visée curative, il s'agit en général de fistules complexes d'emblée ou compliquées par un premier geste opératoire. L'examen local est modifié par la sclérose postopératoire, des faux trajets peuvent avoir été créés, des diverticules persister. L'imagerie par résonance magnétique (IRM) préopératoire est devenue une aide indispensable à leur prise en charge (9). Le caractère récidivant d'une suppuration est associé invariablement dans la littérature à des difficultés techniques et à une moins bonne continence (10, 11).

Au terme de cette évaluation clinique, il est possible d'avoir une idée du caractère complexe ou non de la fistule (12). La complexité d'une fistule est une notion mixte, à la fois anatomique et fonctionnelle. Une fistule complexe est une fistule à haut risque d'incontinence en cas de fistulotomie en un temps. Sont donc complexes : une fistule dont le trajet intéresse au moins 30 à 50 % du sphincter externe, une fistule de topographie antérieure chez la femme, les fistules à trajets multiples, récidivantes, avec incontinence préexistante, survenant après irradiation ou sur terrain de maladie de Crohn (1, 8).

Messages forts

- Une fistule anale est définie par ses orifices externe(s) et interne et son trajet principal (éventuellement associé à des trajets secondaires) : ces données sont indispensables à sa prise en charge.
- Abcès et fistule sont deux stades de la même maladie.
- La démarche diagnostique devant une suppuration est essentiellement clinique, éventuellement complétée sous anesthésie générale.
- Penser au risque de gangrène de Fournier chez le diabétique et en présence de signes généraux sévères.

Références

1. Williams JG, Farrands PA, Williams AB *et al.* (2007) The treatment of anal fistula: ACPGBI position statement. Colorectal Dis 9 Suppl 4: 18-50
2. Arnous J, Parnaud E, Denis J (1972) Abscesses and fistula of the anus (apropos of 3000 operations). Rev Prat 22: 1793-814
3. Lengyel AJ, Hurst NG, Williams JG (2002) Pre-operative assessment of anal fistulas using endoanal ultrasound. Colorectal Dis 4: 436-40
4. Romelaer C, Abramowitz L (2007) Anal abscess with a tuberculous origin: report of two cases and review of the literature. Gastroenterol Clin Biol 31: 94-6
5. Bauer P, Sultan S, Atienza P (2006) Perianal actinomycosis: diagnostic and management considerations: a review of six cases. Gastroenterol Clin Biol 30: 29-32
6. Yaghan RJ, Al-Jaberi TM, Bani-Hani I (2000) Fournier's gangrene: changing face of the disease. Dis Colon Rectum 43: 1300-8
7. Yanar H, Taviloglu K, Ertekin C *et al.* (2006) Fournier's gangrene: risk factors and strategies for management. World J Surg 30: 1750-4
8. Whiteford MH, Kilkenny J, 3rd, Hyman N *et al.* (2005) Practice parameters for the treatment of perianal abscess and fistula-in-ano (revised). Dis Colon Rectum 48: 1337-42
9. Sahni VA, Ahmad R, Burling D (2008) Which method is best for imaging of perianal fistula? Abdom Imaging 33: 26-30
10. Garcia-Aguilar J, Belmonte C, Wong WD *et al.* (1996) Anal fistula surgery. Factors associated with recurrence and incontinence. Dis Colon Rectum 39: 723-9
11. Sygut A, Zajdel R, Kedzia-Budziewska R *et al.* (2007) Late results of treatment of anal fistulas. Colorectal Dis 9: 151-8
12. Becker A, Koltun L, Sayfan J (2006) Simple clinical examination predicts complexity of perianal fistula. Colorectal Dis 8: 601-4

Fistules anales : le traitement standard

R. Ganansia

Après avoir traité de la genèse de la fistule anale, son anatomie, ses manifestations cliniques, abordons la thérapeutique en commençant par le traitement standard.

Le traitement conventionnel des abcès et fistules anales est régi par les mêmes règles, car il s'agit des deux stades évolutifs de la même affection. Ce traitement est exclusivement chirurgical.

En effet, on ne peut guère compter sur l'antibiothérapie à visée curative car elle est inefficace en pratique, n'ayant qu'un effet suspensif. Elle peut cependant être prescrite sur des terrains à risque (diabète, immunosuppression, cardiopathie valvulaire) ou dans des formes très aiguës pour tenter de refroidir temporairement l'infection. Dans ce cas, on utilisera des antibiotiques actifs sur les germes anaérobies et à Gram négatif, bien que les études microbiologiques aient montré un large spectre de germes dans les abcès et fistules anales (1, 2).

L'intervention sera réalisée sous anesthésie générale ou locorégionale.

Le traitement est la fistulotomie, qui sera effectuée en un ou plusieurs temps en fonction du type de la fistule.

L'objectif du traitement est double : guérir la suppuration et éviter la récidive, préserver la fonction de continence.

Découverte de l'orifice interne cryptique

Pour tarir la suppuration et éviter la récidive, le temps capital est la découverte de l'orifice interne cryptique :
- l'examen soigneux de la marge anale met en évidence le siège de l'orifice externe et éventuellement le siège d'une cicatrice d'intervention antérieure ;
- la palpation de la marge avec un index lubrifié peut percevoir un cordon induré dont la direction indique le siège de l'orifice interne ;
- la distance de l'orifice externe par rapport à la ligne anocutanée renseigne sur la hauteur du trajet : un orifice très proche de cette ligne suggère un trajet superficiel, alors qu'un orifice situé à plus de deux à trois centimètres évoque un trajet plus haut, situé au niveau trans-sphinctérien supérieur, voire supra-sphinctérien ;

– le toucher est essentiel car il permet de repérer l'orifice interne et les trajets secondaires éventuels.

Seow-Choen *et al.* (3), comparant l'examen digital et l'échographie endo-anale, ont montré l'absence de différence significative dans la détection de l'orifice interne (80 %) mais la supériorité du toucher dans la détection des trajets secondaires.

Buchanan *et al.* (4), comparant toucher, échographie endoanale et IRM sur 108 patients, ont montré les limites de l'examen digital seul. En effet, l'anatomie de la fistule est correctement identifiée dans 61 % des cas avec le toucher, dans 81 % avec l'échographie et dans 90 % avec l'IRM. Ces données se retrouvent dans plusieurs travaux de la littérature (3, 5).

Cependant, le toucher reste essentiel dans la plupart des cas et suffisant dans les fistules simples. Pour les fistules complexes, les données du toucher doivent être interprétées à la lumière de l'imagerie, en particulier de l'IRM.

Le toucher permet de percevoir au niveau de la ligne pectinée une petite dépression ou induration.

On peut aussi s'aider de l'injection d'air, de colorant (bleu de méthylène), d'eau oxygénée par l'orifice externe pour repérer les trajets, les extensions secondaires et colorer l'orifice interne.

Le cathétérisme du trajet au stylet est un temps important. Il sera effectué à partir de l'orifice interne et ce, après repérage de ce dernier. Le cathétérisme est parfois facilité par une traction sur le trajet fistuleux partiellement disséqué à partir de l'orifice externe, ce qui crée une dépression au niveau de l'orifice cryptique responsable. Lorsque l'orifice interne n'a pu être identifié, en aucun cas il ne faut créer un orifice interne par cathétérisme à partir de l'orifice externe réalisant un faux trajet, l'assurance d'une récidive et de dégâts sphinctériens inutiles en cas de fistulotomie.

On peut aussi s'aider de la loi de Goodsall dont il faut cependant bien connaître les faiblesses.

Cette loi établit que les fistules, dont l'orifice externe siège dans l'hémi-circonférence antérieure, ont un trajet direct radiaire ; alors que celles dont l'orifice externe siège dans l'hémi-circonférence postérieure ont un trajet arciforme aboutissant à un orifice interne au pôle postérieur dans un orifice interne médian.

Plusieurs études récentes (6, 7) confirment le caractère imparfait de cette loi qui avait déjà été mis en évidence dans un travail plus ancien de Cirocco (8) : la loi de Goodsall était vérifiée dans 90 % des fistules à orifices externes postérieurs et seulement 49 % des fistules à orifices externes antérieurs. Pour les autres fistules à orifice externe (OE) antérieur, le trajet aboutissait dans une crypte médiane antérieure. Nous retiendrons donc de cette loi qu'elle est plus fiable pour les fistules à OE postérieures que pour celles à OE antérieur.

Nous envisagerons le traitement en fonction des formes cliniques : aiguës en phase d'abcès ou chroniques au stade de fistule.

Formes cliniques aiguës en phase d'abcès

Au stade d'abcès, il est important d'intervenir rapidement au moins pour un drainage.

Si l'abcès est collecté et déjà fluctuant sous la peau, on peut l'inciser au bistouri en consultation après une anesthésie locale à la xylocaïne en son point culminant et fluctuant. Ce geste permet d'évacuer le pus et de soulager immédiatement le patient, permettant de programmer plus tranquillement le traitement étiologique de la suppuration.

Si l'abcès est profond, ce geste n'est plus possible sous anesthésie locale. Le drainage sera effectué sous anesthésie générale ou locorégionale. On recherche dans le même temps la crypte responsable de la suppuration.

La découverte du trajet de la fistule lors du traitement de l'abcès varie beaucoup suivant les études (26 à 74 %) (9, 10). L'expérience du chirurgien est un facteur déterminant de cette découverte (11).

Lorsque l'orifice interne n'a pas été repéré, il vaut mieux en rester au drainage simple plutôt que de créer un faux trajet source de récidive et de section sphinctérienne délétère pour la continence. On préviendra alors le patient de la forte probabilité de récidive.

Lorsque l'orifice interne est repéré, on peut alors traiter le trajet fistuleux dans le même temps en fonction de son type.

Dans ses recommandations récentes, l'Association de Coloproctologie de Grande-Bretagne et d'Irlande (ACPGBI) préconise d'effectuer la fistulotomie dans le même temps chez les patients chez lesquels on a trouvé l'orifice interne et lorsque la fistule est « simple » (12). Cette recommandation s'appuie sur les données de la littérature qui montrent que la fistulotomie immédiate est associée à un taux de récidive plus faible que l'incision simple ou le drainage (13-17).

Lorsque le trajet est haut situé ou complexe, la fistulotomie ne doit pas être réalisée dans le même temps (12). Le trajet dans ces cas est drainé par un séton libre sans traction.

Formes cliniques chroniques au stade de fistule

Au stade de fistule, le traitement conventionnel classique est la mise à plat du trajet fistuleux par fistulotomie ou fistulectomie.

Le risque de ce geste est l'altération possible de la continence, qui peut survenir d'autant plus fréquemment que le trajet est haut situé.

Parks écrivait que l'« on peut sectionner la totalité du sphincter interne et la plus grande partie du sphincter externe sans altération sérieuse de la fonction. » Cette affirmation n'est plus admise aujourd'hui. Les résultats de cette intervention sur la continence varient considérablement suivant les études (0 à 82 %) (15-18). La comparaison des différentes études est souvent difficile car l'évaluation de la quantité de sphincter sectionné est la plupart du temps subjective et qu'aucune étude n'a encore tenté d'évaluer en postopératoire l'importance de la section musculaire.

L'altération de la continence n'est cependant pas seulement liée à la section musculaire. L'étude de Garcia-Aguilar (19), qui portait sur 624 patients opérés, montrait l'importance d'autres facteurs sur la continence, tels le sexe féminin, le caractère antérieur de la fistule et l'association à une maladie de Crohn.

Ces données, malgré leur caractère parfois discordant, indiquent que la section de plus d'un tiers du sphincter externe doit être très prudente en particulier chez la femme, dans les fistules antérieures et celles associées à la maladie de Crohn. Dans ces circonstances, le traitement doit être pris en charge par un chirurgien expérimenté qui pourra, si nécessaire, s'appuyer sur l'imagerie et en particulier l'IRM (12).

Traitement des fistules basses

Après repérage de l'orifice interne, le trajet fistuleux est cathétérisé au stylet de façon rétrograde puis mis à plat au bistouri électrique en courant de coagulation.

Si le cathétérisme s'avère difficile, on dissèque le trajet fistuleux à partir de l'orifice externe jusqu'au mur sphinctérien externe. La traction sur le trajet fistuleux invagine l'orifice interne qui sera plus aisément cathétérisé et le trajet fistuleux sera mis à plat (fig. 1).

Si on se pose la question de savoir s'il est préférable de faire une fistulectomie (excision du trajet) ou une fistulotomie (simple mise à plat), les données de la littérature sont en faveur de la fistulotomie dont la cicatrisation est plus courte et entraîne moins de troubles de la continence car plus économe en termes de volume de sphincter lésé (20-22).

On s'assurera de l'absence de trajets secondaires en particulier intersphinctériens qui, s'ils existent, doivent être mis à plat pour éviter les récidives.

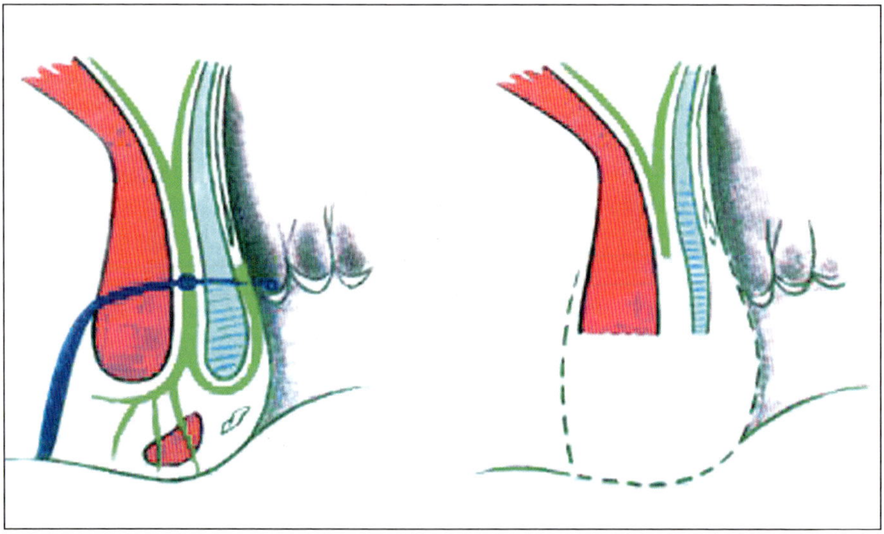

Fig. 1 – Fistule trans-sphinctérienne inférieure : traitement par fistulotomie.

Traitement des fistules hautes

Dans le cas des fistules hautes trans-sphinctériennes supérieures ou supra-sphinctériennes, la fistulotomie ne peut être effectuée en un temps en raison du risque trop élevé d'incontinence. Il en est de même pour la section par traction continue d'un séton qui provoque une incontinence dans 54 % des cas (23).

Pour limiter ce risque, on est amené à fractionner les temps opératoires (fig. 2).

- Dans un premier temps, on dissèque le trajet fistuleux à partir de l'orifice externe jusqu'au plan sphinctérien, puis on met en place une anse de drainage élastique sans traction, après cathétérisme au stylet du trajet fistuleux à partir de l'orifice interne. Dans les fistules les plus hautes, en particulier supra-sphinctériennes, il est difficile de cathétériser le trajet en raison de la chicane réalisée par la partie du trajet située dans la couche longitudinale complexe. On sectionne alors la partie haute du sphincter externe, ce qui revient à drainer cette partie intersphinctérienne vers la fosse ischio-anale, facilitant ainsi le cathétérisme et transformant le trajet haut en un trajet plus bas situé. La section verticale sera poursuivie par une section oblique qui ramènera le trajet vers le plan commissural. Ce geste permettra d'éviter au cours du deuxième temps une section latérale plus délétère qu'une section commissurale.
- Dans le deuxième temps opératoire, au bout de 6 à 8 semaines, la cicatrisation de la plaie est obtenue, permettant d'obtenir une sclérose cicatricielle qui va engainer l'appareil sphinctérien externe, évitant ainsi lors du deuxième temps opératoire l'écartement des chefs sphinctériens et réduisant le risque d'incontinence (24).

À ce stade, deux attitudes sont possibles dans le cadre du traitement standard :

- la fistulotomie du trajet résiduel, si le trajet est bien drainé et abaissé ;
- la traction élastique progressive : dans les autres cas, après excision de la zone cutanéo-muqueuse sensible située entre l'orifice interne et externe, le séton élastique est mis en traction modérée autour du sphincter et resserré tous les huit à dix jours. La section est habituellement obtenue entre le quatrième et le sixième serrage.

Le choix entre ces deux attitudes dépend de l'importance du muscle encore intéressé par le trajet fistuleux, de l'architecture globale de la région anale, des éventuelles interventions antérieures et de l'expérience du chirurgien.

Garcia-Aguilar *et al.* n'ont pas mis en évidence de différence significative entre traction élastique et section directe pour les fistules hautes en termes de récidive et d'incontinence, mais il faut noter qu'il s'agit là d'un travail rétrospectif non randomisé (25).

Cas particuliers

Fistules inter-sphinctériennes ou intramurales (fig. 3)

Une fois l'orifice interne cryptique repéré, sur la ligne pectinée à la partie distale du bombement intramural, le trajet peut être traité soit par mise à plat sur une pince de Leriche s'il est cathétérisé, soit enlevé en bloc suivant la technique du lambeau tracteur s'il est fibreux et non cathétérisable.

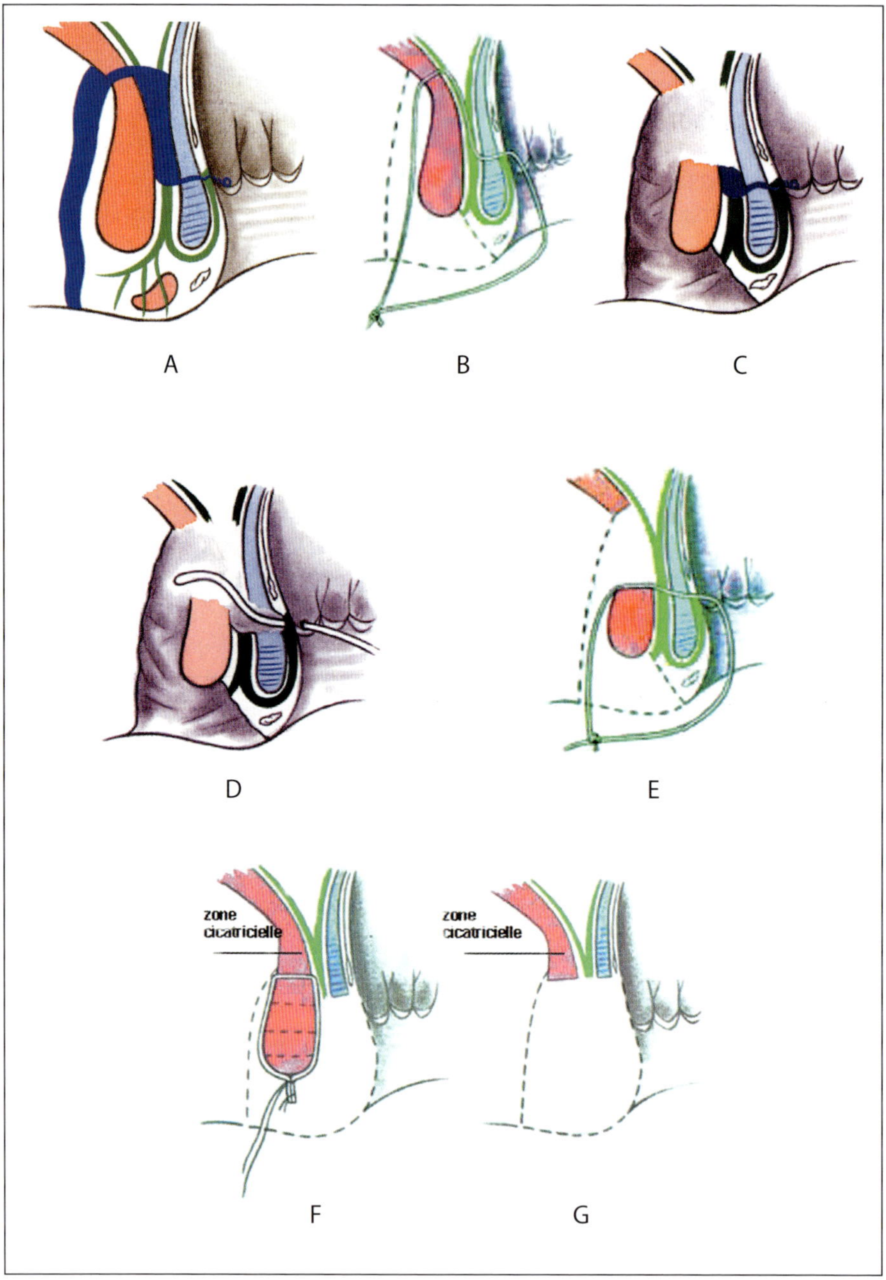

Fig. 2 – Fistule supra-sphinctérienne.
Premier temps opératoire : **A.** trajet de la fistule ; **B.** drainage par séton théorique car impossible du fait de la double chicane ; **C.** exérèse du trajet fistuleux jusqu'au mur sphinctérien externe et section haute du muscle ; **D.** cathétérisme rétrograde réalisable après la section haute du muscle ; **E.** séton en place en drainage simple à la fin du premier temps opératoire.
Deuxième temps opératoire : **F.** mise en place de la traction élastique après exérèse des plans cutanéo-muqueux ; **G.** mise à plat directe par fistulotomie lors du deuxième temps.

En cas de trajet en Y, après une mise à plat des trois branches de l'Y, le triangle muqueux siégeant entre les deux branches supérieures doit être réséqué pour faciliter le drainage.

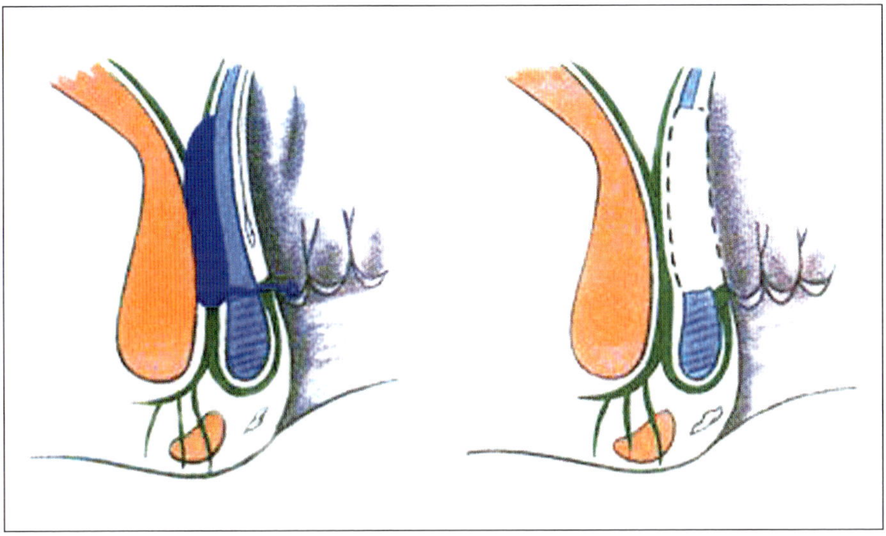

Fig. 3 – Fistule inter-sphinctérienne haute ou intramurale.

Fistules en fer à cheval (fig. 4)

Elles nécessitent en général trois temps opératoires : dans le premier temps sont repérés et drainés par des sétons élastiques sans traction le trajet principal et la communication entre les deux fosses ischio-anales après drainage de ces dernières. Lors du deuxième temps, on met à plat la communication entre les deux fosses, et lors du troisième temps le trajet principal. Il est parfois possible, si les trajets sont superficiels, de réunir les deux derniers temps. On peut aussi simplement cureter le trajet entre les deux fosses, afin d'éviter de créer une large plaie postérieure, source de déformation cicatricielle, et se contenter de traiter le trajet principal. Cette dernière solution, qui ne correspond pas à proprement parler au traitement standard, n'est cependant pas scientifiquement validée.

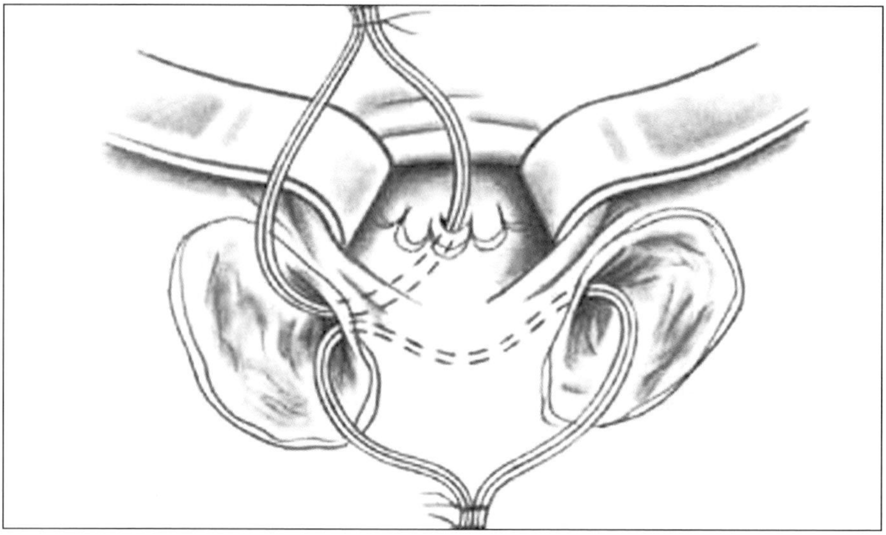

Fig. 4 – Fistule en fer à cheval ; schéma du premier temps opératoire.

Fistules doubles

Afin de réduire le risque d'incontinence lié à une double section sphinctérienne, on effectuera le traitement en deux temps opératoires. Au cours du premier temps, on sectionne un des trajet et l'on draine le second par un séton sans traction. Dans le deuxième temps, l'autre trajet sera mis à plat.

Messages forts

- La découverte de l'orifice interne et l'évaluation du trajet fistuleux par rapport à l'appareil sphinctérien sont indispensables à la réussite du traitement des fistules.
- Si les fistules basses peuvent sans risque majeur faire l'objet d'une fistulotomie, la plus grande prudence est de rigueur pour les fistules hautes, complexes, qui doivent faire l'objet d'un fractionnement des temps opératoires pour tarir la suppuration, tout en essayant de préserver au mieux la continence.

Références

1. Seow-Choen F, Hay AJ, Heard S *et al.* (1992) Bacteriology of anal fistulae Br J Surg 79: 27-8
2. Luniss PJ, Faris B, Rees HC *et al.* (1993) Histological and microbiological assessement of the role of microorganisms in chronic anal fistula. Br J Surg 80: 1072
3. Seow-Choen F, Burnett S, Bartram Cl *et al.* (1991) Comparison between anal endosonography and digital examination in the evaluation of anal fistulae. Br J Surg 78: 445-7
4. Buchanan GN,Halligan S, Bartram C *et al.* (2004) Clinical examination, endosongraphy and MR imaging in preoperative assessement of fistula in ano: comparison with outcome-based reference standard. Radiology 233: 674-81
5. Beets Tan RG, Beets GL, van der Hoop AG *et al.* (2001) Preopeerative MR imaging of anal fistulas: Does it really help the surgeon. Radiology 218: 75-84
6. Ghunawardhana PA, Deen KI (2001) Comparison of hydrogen peroxyde instillation with Goodsall's rule for fistula in ano. Aust NZ J Surg 71: 472-74
7. Coremans G, Dockx S, Wyndaele J *et al.* (2003) Do anal fistula in Crohn's disease behave differently and defy good sall's rulemore frequently than fistulas that are cryptoglandular in origin? Am J Gastroenterol 98: 2732-5
8. Cirocco WC, Reilly JC (1992) Challenging the predictive accuracy of Goodsall's rule for ana fistulas. Dis Colon Rectum 35: 537-42
9. Seow-Choen F, Leong AF, Goh HS (1993) Results of a policy of selective immediate fistulotomy for primary anal abcess. Aust NZ J Surg 63: 485-9
10. Grandjean JP, Haem J (1994) Abcès anal : valeur de la recherche systématique de l'orifice primaire. A propos de 235 patients. Chirurgie 120: 67-72
11. Grace RH (1990) The management of acute anoorectal sepsis. Ann R Coll Surg Engl 72: 160-2
12. Williams JG, Farrands PA, Taylor BA *et al.* (2007) The treatment of anal fistula: ACPGBI position statement. Colorectal Disease 9 (Suppl 4): 18-51
13. Quah HM, Tang CL, Eu KW *et al.* (2005) Meta-analysis of randomized clinical trials comparing drainage alone vs primary sphincter-cutting procedure for anorectal abcess-fistula. Int J Colorectal Dis 30: 1-8
14. Oliver I, Lacueva FJ, Perez Vicente F *et al.* (2003) Randomized clinical trial comparing simple drainage of anorectal abcess with and without fistula tract treatment. Int J Colorectal Dis 18: 1-8
15. Ho Y-H, Tan M, Chui CH *et al.* (1997) Randomized control trial of primary fistulotomy with drainege alone for perianal abcess. Dis Colon Rectum 40: 1435-8
16. Ramanujam PS, Prasad ML, Abcarian H *et al.* (1984) Perianal abcesses and fistulas. A study of 1023 patients. Dis Colon Rectum 27: 593-7
17. Doberneck RC (1987) Perianal suppuration: result s of treatment. Am Surg 53: 569-72
18. Westerterp M, Volkers NA, Poolman RW *et al.* (2003) Analfistulotomy between Skylla and Charybdis. Colorectal Dis 5: 549-51
19. Garcia-Aguilar J, Belmonte C, Wong WD *et al.* (1996) Anal fistula surgery. Factors associated with recurrence and incontinence. Dis Colon Rectum 39: 723-29
20. Kronborg O (1985) To lay open or excise a fistula in ano: a randomized trial. Br J Surg 72: 970

21. Filingeri V, Gravante G, Baldessari E *et al.* (2004) Radiofrequency fistulectomy vs diathermic fistulotomy for submucosal fistulas: a randomized trial. Eur Rev Med Pharmacol Sci 8: 111-6
22. Belmonte Montes C, Ruiz Galindo GH, Montes Villalobos JL *et al.* (1999) Fistulotomy vs fistulectomy. Ultrasonographic evaluation of lesion of the anal sphincter function. Revista de Gastroenterologia de Mexico 64: 167-70
23. Williams JG, Mac Leod CA, Rothenberger DA *et al.* (1991) Seton treatment of high fistulae. Br J Surg 78: 1159-61
24. Puy- Montbrun T (1998) Traitement des fistules anales. Gastroenterol Clin Biol 22: 142-7
25. Garcia-Aguilar J, Belmonte C, Wong WD *et al.* (1998) Cutting seton versus two stage fistulotomy in the surgical management of high anal fistula. Br J Surg 85: 243-5

Alternatives à la fistulotomie : les autres solutions (colle exclue)

J.-L. Faucheron

Dans le cadre de la fistule anale dite cryptoglandulaire (*fistula in ano* des Anglo-Saxons), l'orifice secondaire est habituellement unique, qu'il se soit créé spontanément par l'évacuation d'un abcès ou qu'il ait été créé par le chirurgien (fig. 1). Nous allons voir dans ce chapitre les différentes possibilités qui s'offrent au proctologue (1) après qu'il a inséré un drainage en séton (du latin *seta*, pour soie, premier type de drainage utilisé dans l'Antiquité).

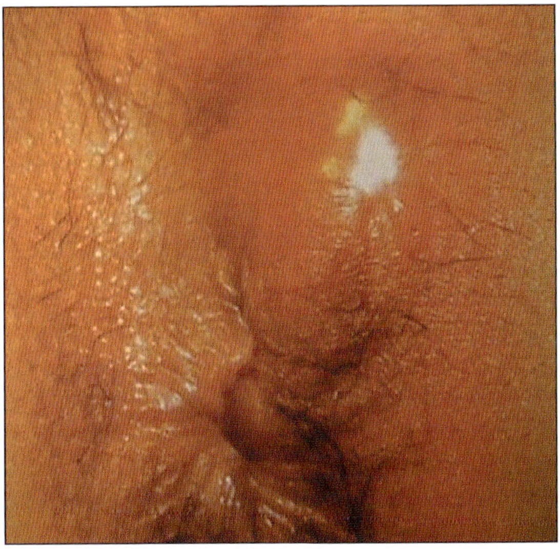

Fig. 1 – Abcès de la marge anale banale, qui doit être incisé.

Drainage en séton prolongé

La première possibilité est de laisser en place le drainage pour plusieurs semaines, voire plusieurs mois, de manière à ce que le trajet devienne fibreux et commence à se ré-épithélialiser à partir de l'orifice cutané. Une fois la certitude de l'absence de collection résiduelle obtenue (il n'y a plus aucun écoulement clinique), le drainage peut être ôté, et cela de deux façons selon la nature du type de drain en place.

Si le séton est monofilamentaire et élastique, la simple ablation se fait en une seule fois, en consultation.

Si le séton est un faisceau de crins (plusieurs fils de nylon), l'ablation peut se faire avantageusement en plusieurs étapes prudentes, brin par brin (fig. 2), là encore en consultation.

Le risque est ici celui de la récidive, estimé toujours dans le cas d'une fistule anale banale aux alentours de 20 à 40 % (2-4). Buchanan *et al.* ont récemment démontré que le taux de récidive après application d'un drainage en séton lâche augmentait avec le recul du suivi (5). Cette technique de drainage en séton prolongé peut être en revanche le premier temps d'une autre intervention comme la réalisation d'un lambeau rectal, la mise en place d'un plug, ou l'injection de colle de fibrine.

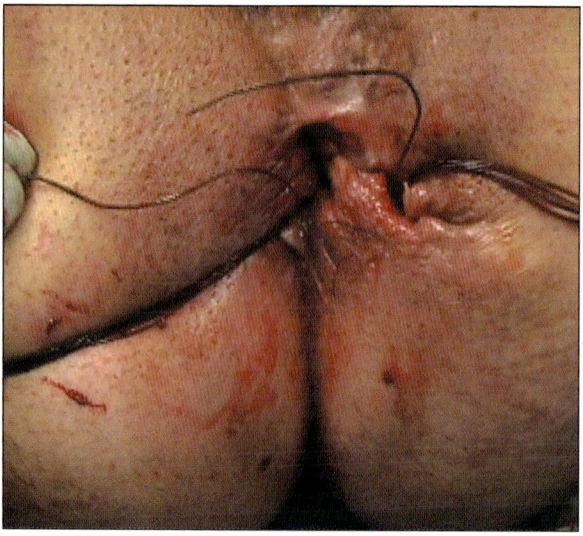

Fig. 2 – Ablation d'un fil constitutif d'un drainage en séton composé de plusieurs fils de polypropylène.

Traction progressive du séton

Il s'agit du « cutting seton » des Anglo-Saxons. Cette seconde façon d'utiliser le drainage en séton, actuellement rarement pratiquée tant elle peut être douloureuse, est la traction progressive sur le système de drainage (élastique, fil ou faisceau de crins). Elle débute par l'incision de la peau et de la muqueuse transitionnelle séparant les deux orifices primaire et secondaire et se poursuit par le serrage du séton sur le sphincter (serrage de l'élastique le cas échéant, ou serrage de la boucle des crins par du fil non résorbable) (fig. 3). Le principe est ni plus ni moins celui du fil à couper le beurre : la section de l'appareil sphinctérien intéressé par la fistule se fait très progressivement, de haut en bas, jusqu'à la chute spontanée en plusieurs jours du système de drainage (6, 7). Chaque millimètre de sphincter sain sectionné est progressivement remplacé par une cicatrice fibreuse évitant la rétraction et donc en théorie, mais pas en pratique (8), la survenue d'une incontinence telle qu'elle surviendrait par section brutale.

Cette section progressive survient d'ailleurs très lentement sans traction si le patient est capable d'attendre plusieurs mois : le séton lâchement serré finit par descendre à travers l'appareil sphinctérien, à tel point qu'il est parfois possible de réaliser une fistulotomie secondaire, lorsqu'il ne reste que quelques très rares fibres musculaires intéressées (fig. 4). En pratique, lors de la pose du séton, durant le premier temps opératoire, la muqueuse et l'épiderme situé entre l'orifice interne et externe sont enlevés (pour permettre le serrage élastique sans douleur) et le séton est mis en place sous une très légère traction. Puis il serra resserré très progressivement en plusieurs mois tous les 10 à 15 jours. Même si cette technique ne semble pas prévenir des risques d'incontinence, elle

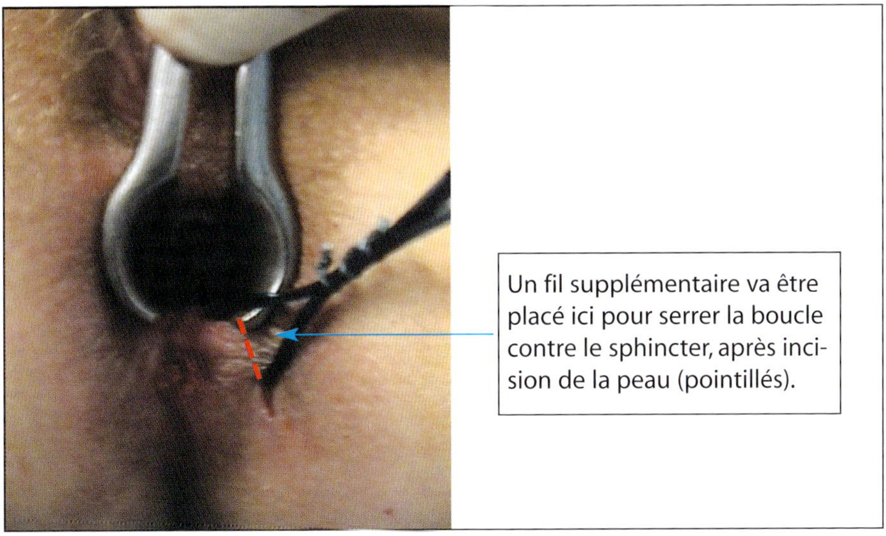

Fig. 3 – Le drainage en séton par des crins va être serré par un fil supplémentaire, après incision de la peau.

garde parfois un intérêt par exemple en cas de fistule très haute afin d'éviter un 3e temps opératoire (mise en place du séton avec abaissement lors du 1er temps, 2e abaissement lors du 2e temps 2 à 3 mois après le 1er temps, mais quantité de sphincter trop importante pour tout sectionner lors du 2e temps).

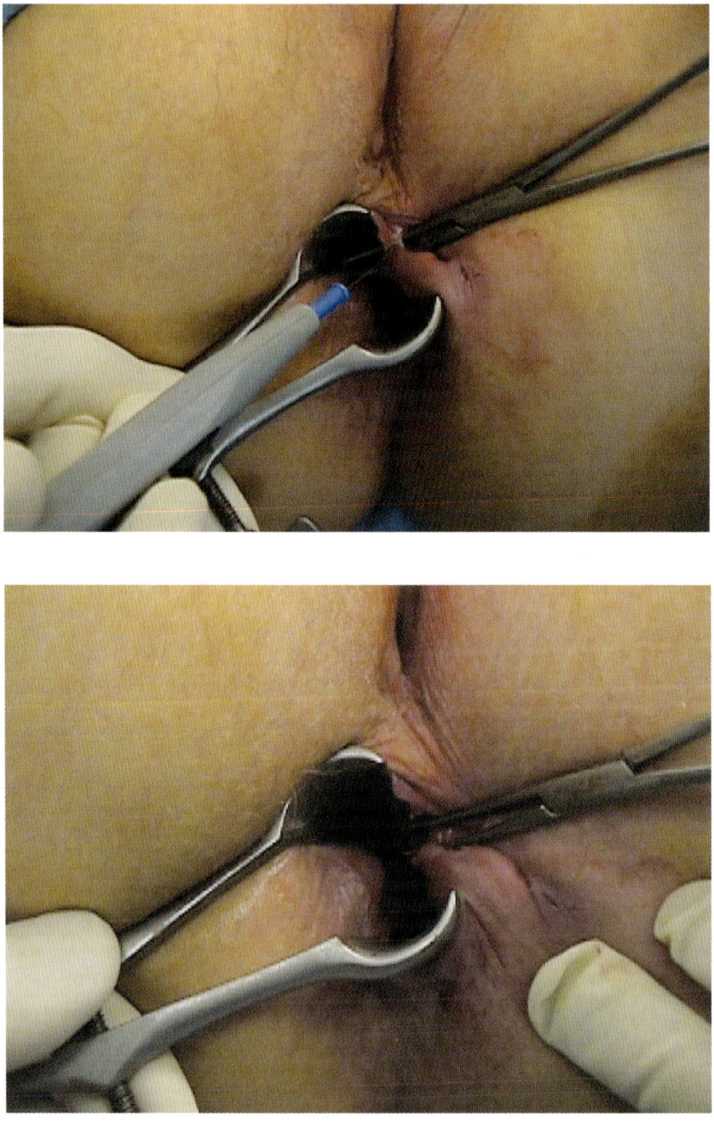

Fig. 4 – Fistulotomie secondaire (ou « mise à plat » du trajet superficialisé par un drainage prolongé). En haut, début de la section au bistouri électrique et en bas, fin de la fistulotomie.

Lambeau d'abaissement rectal

C'est le « rectal advancement flap » des Anglo-Saxons.

Son indication théorique est l'existence d'un orifice primaire plutôt haut situé, large, qui ne peut pas être traité par des moyens plus simples, comme l'ablation en un temps du drainage en séton, l'ablation progressive du drainage en séton, ou la fistulotomie secondaire.

Cette situation est rarement rencontrée dans la fistule anale banale. C'est pour cela que les séries de la littérature ne comportent le plus souvent que quelques dizaines de cas.

La technique consiste à exciser les tissus au pourtour de l'orifice fistuleux, puis à recouvrir cet orifice et la perte de substance l'entourant par un lambeau de paroi rectale. Celui-ci, muqueux, sous-muqueux et partiellement musculeux, est découpé en « U » sur 6 à 8 cm de hauteur dans la paroi rectale, puis glissé et suturé devant l'orifice fistuleux (figs. 5A, 5B, 5C-8).

Cette méthode de traitement des fistules anales est efficace dans 40 à 100 % des cas, lorsque le recul est de moins de 24 mois (9-12). À plus long terme, des études récentes objectivent des taux de cicatrisation de 37 % (13) à 79 % (14), au bout d'un délai de 72 et 76 mois, respectivement.

Les grandes variations du taux de cicatrisation du trajet fistuleux publiées dans la littérature proviennent de plusieurs facteurs : le premier vient du fait que les séries sont hétérogènes, regroupant souvent les fistules « banales » cryptogénétiques, les fistules obstétricales, les fistules de maladie de Crohn, les fistules radiques, les fistules iatrogènes et les récidives ; le second facteur tient aux gestes éventuellement associés à la réalisation du lambeau (suture des orifices, injection de colle ou mise en place de plug) ; le troisième facteur identifiable est le nombre de lambeaux réalisés par patients avant d'obtenir la cicatrisation définitive (deux, voire trois procédures dans certains articles) ; le quatrième facteur est le recul au terme duquel est appréciée la cicatrisation (la récidive ayant d'autant plus de risque de survenir que le délai par rapport au geste est long) ; le cinquième facteur peut être la technique elle-même (Dubsky *et al.* viennent récemment de montrer qu'un lambeau emportant toute la paroi rectale amenait à un taux de récidive de 5 % au lieu de 35 % en cas de lambeau plus superficiel) (15) ; le sixième facteur est le nombre de récidives (quel qu'en soit le traitement) précédant le premier geste de lambeau réalisé. Finalement, une revue systématique récente (16) ayant permis d'isoler trois essais contrôlés et randomisés, portant sur le lambeau d'avancement rectal, autorise les auteurs à conclure que les résultats de la technique du lambeau ne sont pas inférieurs à ceux de la fistulotomie en termes de taux de cicatrisation, mais cette conclusion appelle à être confirmée par d'autres essais…

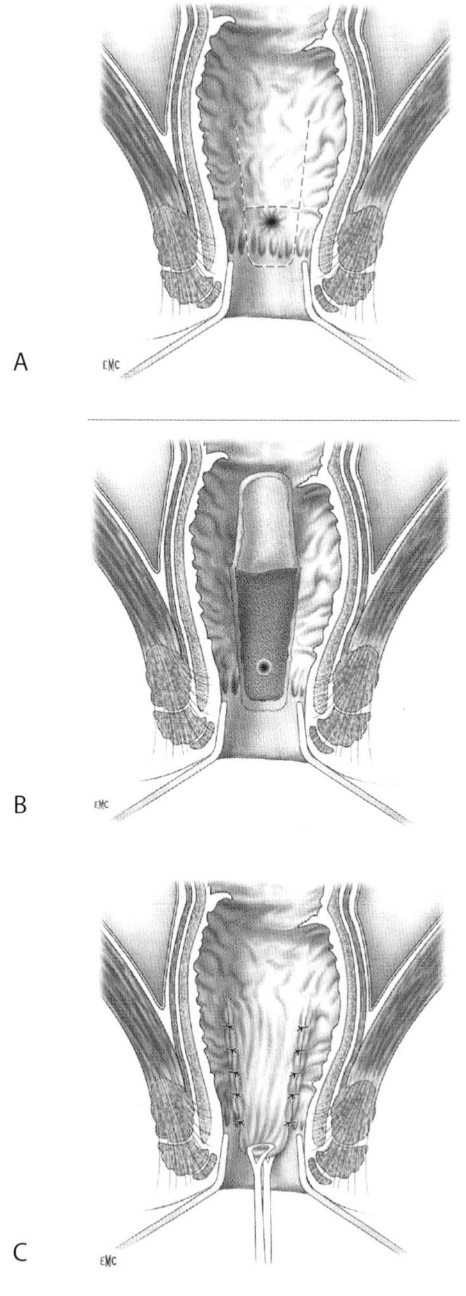

Fig. 5 – A. Technique du lambeau d'abaissement rectal – tracé de l'incision. **B.** Décollement du lambeau. **C.** Suture du lambeau.

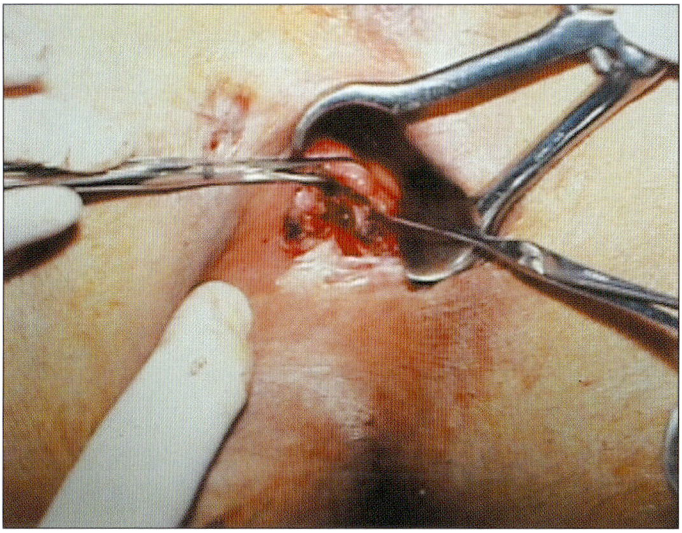

Fig. 6 – Prélèvement du lambeau rectal.

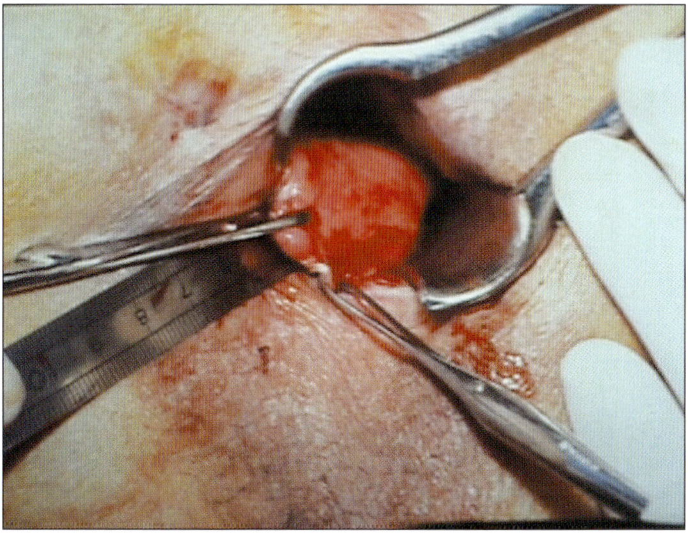

Fig. 7 – Abaissement du lambeau rectal.

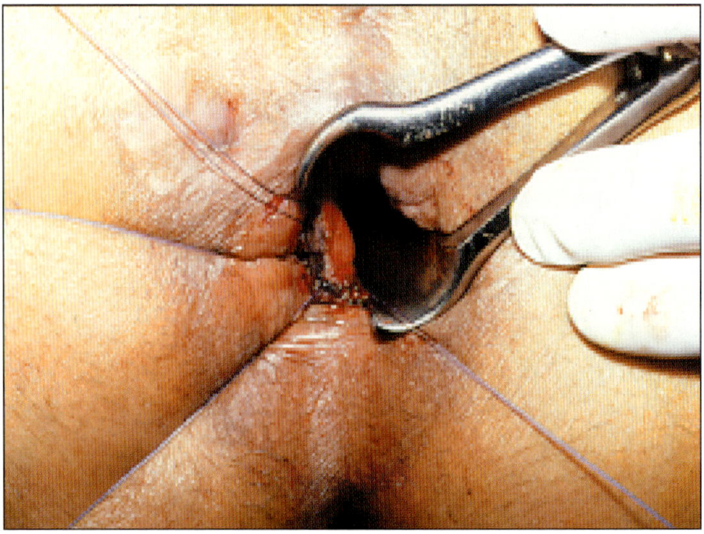

Fig. 8 – Fixation du lambeau rectal à la ligne pectinée.

Plug

Cette technique toute récente consiste à placer dans le trajet fistuleux un cône de sous-muqueuse de porc lyophilisé biodégradable (approuvé par la CE et la FDA), résistant à l'infection, qui sera secondairement colonisé par les fibroblastes du patient en trois mois environ jusqu'à la cicatrisation, sans laisser de corps étranger (figs. 9 et 10).

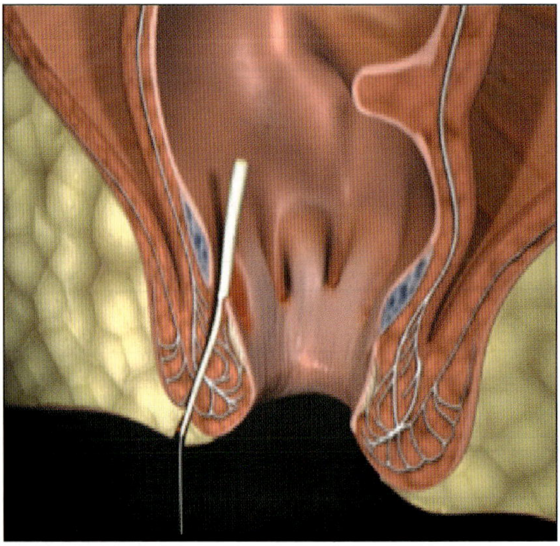

Fig. 9 – Schéma expliquant l'insertion d'un plug.

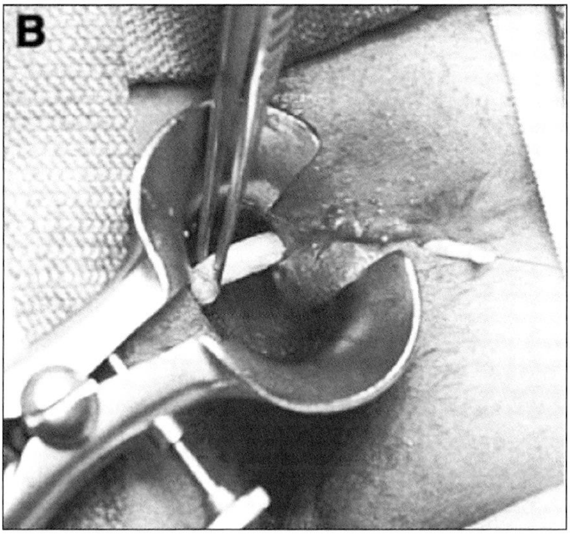

Fig. 10 – Photo extraite de l'article de Champagne *et al.* (18).

Techniquement, le trajet est lavé pour la plupart des auteurs par de l'eau oxygénée et le cône est attiré dans le trajet fistuleux de l'orifice primaire, interne, vers l'orifice secondaire externe. Le plug est fixé solidement dans le sphincter interne par un point en x de fil lentement résorbable (acide polyglycolique) de calibre 2/0. La nécessité de préparer le côlon et le rectum avant le geste est encore débattue, y compris par une équipe d'experts (17).

Les résultats des études préliminaires sont intéressants, montrant jusqu'à 83 % de taux de cicatrisation (18). La même équipe a comparé dans une première série prospective non randomisée (sponsorisée par la firme commercialisant le plug) de 25 patients consécutifs les taux de cicatrisation des fistules cryptoglandulaires traitées par plug (n = 15) et par colle de fibrine (n = 10) : ce taux a été de 87 % dans le groupe plug, significativement meilleur que celui du groupe colle (40 %, $p < 0{,}05$) avec un recul médian de 14 semaines (19). Depuis les premières publications datant de 2006, 18 articles sont parus dans la littérature sur ce thème du traitement des fistules anales par plug, d'après PubMed. Les taux de succès sont très variables : 24 % pour Lawes *et al.*, mais 10 des 20 patients étudiés avaient eu un premier traitement de leur fistule anale « banale » (20) ; 43 % pour Christoforidis *et al.*, mais là, certains des 47 patients étudiés avaient été traités par plusieurs poses de plug pour récidive, ce qui faisait écrire aux auteurs que le taux de réussite après une seule pose de plug n'était que de 31 % (21) ; 45 % pour Thekkinkattil *et al.* (22) et pour Schwandner *et al.* (23) ; les autres auteurs obtiennent des taux de cicatrisation complète allant de 66 à 100 % (24-27).

L'inconvénient principal du plug est son coût, avoisinant 800 euros. Un autre problème potentiel est l'origine porcine de ce matériel qui pourrait le contre-indiquer dans certaines religions. Les deux énormes avantages de cette technique sont, comme pour la colle, la possibilité de refaire la technique autant de fois que nécessaire et le fait qu'elle ne coupe pas les ponts à d'autres techniques.

Messages forts

- **À la phase aiguë, le chirurgien proctologue réalise une fistulotomie pour un trajet fistuleux sous-sphinctérien, ou l'insertion d'un drainage en séton dans les trajets fistuleux plus profonds.**
- **En fonction de l'évolution et jamais avant plusieurs semaines, le geste suivant sera la prolongation du drainage, son ablation progressive avec ou sans serrage, la réalisation d'un lambeau d'abaissement rectal, l'insertion d'un plug ou enfin l'injection de colle avec fibrine.**

Références

1. Whiteford MH, Kilkenny J3rd, Hyman N *et al.* (2005) Practice parameters for the treatment of perianal abscess and fistula. Dis Colon Rectum 48: 1337-42
2. Williams JG, MacLeod CA, Rothenberger DA, Goldberg SM (1991) Seton treatment of high anal fistulae. Br J Surg 78: 1159-61
3. Pearl RK, Andrews JR, Orsay CP *et al.* (1993) Role of the seton in the management of anorectal fistulas. Dis Colon Rectum 36: 573-7
4. Van Tets WF, Kuijpers JH (1995) Seton treatment of perianal fistula with high anal or rectal opening. Br J Surg 82: 895-7
5. Buchanan GN, Owen HA, Torkington J *et al.* (2004) Long-term outcome following loose-seton technique for external sphincter preservation in complex anal fistula. Br J Surg 91: 476-80
6. Garcia-Aguilar J, Belmonte C, Wong DW *et al.* (1998) Cutting seton versus two-stage seton fistulotomie in the surgical management of high anal fistula. Br J Surg 85: 243-5
7. Isbister WH, Al Sanea N (2001) The cutting seton: an experience at King Faisal Specialist Hospital. Dis Colon Rectum 44: 722-7
8. Hamalainen KP, Sainio AP (1997) Cutting seton for anal fistulas: high risk of minor control defects. Dis Colon Rectum 40: 1443-6
9. Ozuner G, Hull TL, Cartmill J, Fazio VW (1996) Long-term analysis of the use of transanal rectal advancement flaps for complicated anorectal/vaginal fistulas. Dis Colon Rectum 39: 10-4
10. Jun SH, Choi GS (1999) Anocutaneous advancement flap closure of high anal fistulas. Br J Surg 86: 490-2

11. Sonoda T, Hull T, Piedmonte MR, Fazio VW (2002) Outcomes of primary repair of anorectal and rectovaginal fistulas using the endorectal advancement flap. Dis Colon Rectum 45: 1622-8
12. Mizrahi N, Wexner SD, Zmora O (2002) Endorectal advancement flap: are there predictors of failure? Dis Colon Rectum 45: 1616-21
13. Van der Hagen SJ, Baeten CG, Soeters PB, van Gemert WG (2006) Long-term outcome following mucosal advancement flap for high perianal fistulas and fistulotomy for low perianal fistulas. Recurrent perianal fistulas: failure of treatment or recurrent patient disease? Int J Colorectal Dis 21: 784-90
14. Van Koperen PJ, Wind J, Bemelman WA *et al.* (2008) Long-term functional outcome and risk factors for recurrence after surgical treatment for low and high perianal fistulas of cryptoglandular origin. Dis Colon Rectum 51: 1475-81
15. Dubsky PC, Stift A, Friedl J *et al.* (2008) Endorectal advancement flaps in the treatment of high anal fistula of cryptoglandular origin: full-thikness vs. mucosal-rectum flaps. Dis Colon Rectum 51: 852-7
16. Malik AI, Nelson RL (2008) Surgical management of anal fistulae: a systematic review. Colorectal Dis 10: 420-30
17. Corman ML (2007) The Surgisis AFP anal plug: report of a consensus conference. Colorectal Dis 10: 17-20
18. Champagne BJ, O'Connor LM, Ferguson M *et al.* (2006) Efficacy of anal fistula plug in closure of cryptoglandular fistulas: long-term follow-up. Dis Colon Rectum 49: 1817-21
19. Johnson EK, Gaw JU, Armstrong DN (2006) Efficacy of anal fistula plug vs. fibrin glue in closure of anorectale fistulas. Dis Colon Rectum 49: 371-6
20. Lawes DA, Efron JE, Abbas M *et al.* (2008) Early experience with the bioabsorbable anal fistula plug. World J Surg 32: 1157-9
21. Christoforidis D, Etzioni DA, Goldberg SM *et al.* (2008) Treatment of complex anal fistulas with the collagen fistula plug. Dis Colon Rectum 51: 1482-7
22. Tekkinkattil D, Botterill I, Ambrose S *et al.* (2008) Efficacy of the anal fistula plug in complex anorectale fistulae. Colorectal Dis 15: in press
23. Schwander O, Stadler F, Dietl O *et al.* (2008) Initial experience on efficacy in closure of cryptoglandular and Crohn's transsphincteric fistulas by the use of the anal fistula plug. Int J Colorectal Dis 23: 319-24
24. Ky AJ, Sylla P, Steinhagen R *et al.* (2008) Collagen fistula plug for the treatment of anal fistulas. Dis Colon Rectum 51: 838-43
25. Garg P (2008) To determine the efficacy of anal fistula plug in the treatment of high fistula-in-ano. An initial experience. Colorectal Dis 15: in press
26. Ellis CN (2007) Bioprosthetic plugs for complex anal fistulas: an early experience. J Surg Educ 64: 36-40
27. Song WL, Wang ZJ, Zheng Y *et al.* (2008) An anorectal fistula treatment with acellular extracellular matrix: a new technique. World J Gastroenterol 14: 4791-4

Alternatives à la fistulotomie : les colles de fibrine

L. Abramowitz

Comme nous l'avons vu précédemment, les fistules anales traversent les sphincters de l'anus. Le traitement de référence consiste à mettre à plat ce tissu infecté avec un risque d'incontinence anale diversement rapporté dans la littérature (5 à 30 %), dont la variabilité est dépendante de la hauteur, de la complexité de la fistule et de l'expérience de l'opérateur. Ce risque fonctionnel a souvent un retentissement majeur sur la qualité de vie des patients. Or, l'efficacité actuelle dans les thérapeutiques de cette incontinence est loin d'être satisfaisante. C'est la raison pour laquelle des alternatives à cette section sphinctérienne ont été testées depuis des années, comme Jean-Luc Faucheron vient de le décrire. L'une des techniques qui paraît la plus simple est l'encollage qui permet le comblement du trajet fistuleux.

Historique et efficacité

L'utilisation de la colle en chirurgie date d'une centaine d'années, elle était alors utilisée pour ses propriétés hémostatiques peropératoires (chirurgie neurologique, hépatique, urologique, ORL, plastique, gynécologique, thoracique et vasculaire). Ses premières utilisations dans les fistules anales remontent au début des années 1990. Les plus couramment utilisées sont les colles de fibrines. Elles contiennent du *fibrinogène* (humain), du *facteur XIII* (humain) et de l'*aprotinine* (bovine). Lorsqu'ils sont associés entre eux, ils reproduisent le phénomène de la coagulation, avec transformation du fibrinogène en fibrine sous l'action de la thrombine calcique et du facteur XIII. Puis le caillot est colonisé par les fibroblastes, aboutissant à la fibrose du trajet fistuleux ; la fibrine subit une dégradation protéolytique et une phagocytose en 2 semaines.

Les premières séries ont évalué le bénéfice de la colle autologue réalisée à partir du sang des patients (1-3) avec des taux de fermeture de fistules à court terme variant de 52 (1) à 81 % (3). Il s'agissait alors d'une extraction des facteurs de la coagulation du propre sang du patient. Puis les colles anciennement utilisées en chirurgie pour leurs vertus hémostatiques (section hépatique, etc.) ont été testées pour obstruer les fistules ano-périnéales. Cintron *et al.*, qui avaient débuté leur expérience avec les colles autologues (3), ont alors observé un bénéfice qui semblait supérieur avec les colles commerciales par rapport aux autologues, lorsqu'ils ont évalué à moyen terme les patients qui avaient bénéficié de l'une ou l'autre des techniques. En effet, ils observaient respectivement, après un suivi de 18 mois, 54 % (14/26) et 64 % (34/53) de guérison après application de colles autologue et commerciale.

Puis les séries se sont multipliées avec un *taux moyen de cicatrisation de 53 %* (4) mais une grande variation selon les équipes, le type de fistules et la durée du suivi (bénéfice de 10 à 81 %). L'*expérience en proctologie* joue probablement un rôle important avec un taux de guérison de seulement 10 % dans une petite série gynécologique (5) de dix patients avec un court suivi chez lesquels l'encollage était réalisé, même si l'orifice interne n'était pas identifié. Ceci met en avant l'importance d'une bonne connaissance de la physiopathologie, des différents trajets potentiels et de la technique pour encoller les fistules qui paraît probablement simpliste de premier abord, mais dont il faut bien maîtriser quelques détails pratiques pour obtenir les meilleurs résultats possibles.

Les *effets secondaires sont rarissimes* avec ce produit en application locale pour les fistules, il s'agit essentiellement d'hypersensibilité avec potentiel choc anaphylactique pouvant être secondaire à l'apparition d'anticorps. Ce risque n'existerait qu'après une nouvelle application, ce qui imposerait, en théorie, de rechercher une hypersensibilité (test cutané) en cas de réencollage. Cependant, dans notre expérience et celle du GETAID (6), aucune complication de ce type n'a été observée.

Facteurs pronostiques

Le *type de fistule* et le *terrain* semblent être des facteurs pronostiques importants lorsqu'on analyse les sous-populations des courtes séries actuellement publiées. Les fistules complexes paraissent être un facteur pronostique péjoratif pour certains auteurs (6, 7). Cependant, la définition d'une « fistule complexe » est loin d'être homogène, avec parfois un classement très discutable dans cette catégorie (par exemple : 86,5 % de fistules trans-sphinctériennes définies comme complexes uniquement parce qu'elles traversent les sphincters) (7). Inversement, une série récente (8) comparant des fistules simples (sous-cutanées, inter-sphinctériennes et trans-sphinctériennes directes) à des fistules complexes (supra-sphinctériennes, extra-sphinctériennes, associées à un Crohn ou une infection VIH) n'a pas observé de différence entre 23 fistules simples et 11 fistules complexes avec un taux de guérison à 7 mois respectivement de 56 et 54 %. L'inverse a même été démontré dans l'une des rares études randomisées (9), avec une définition raisonnable des types de fistules, qui rapportait un taux de guérison à 12 semaines respectivement de 50 et 69 % des cas pour les fistules simples et complexes. La complexité d'une fistule ne semble donc pas être un facteur pronostique univoque.

En revanche, la *longueur du trajet* est un facteur pronostique plus évident. Patrlj *et al.* (10) ont ainsi montré que le taux de guérison des 24 fistules courtes (≤ 3,5 cm) était moins bon que dans 45 fistules longues (≥ 3,5 cm), avec un taux de guérison évalué à 28 mois en médiane, respectivement de 46 et 89 %.

Les résultats dans les *fistules ano-* ou *recto-vaginales* sont très disparates lorsqu'on analyse les très petites sous-populations (1 à 8 patientes) avec des taux de guérison variant de 0 à 75 % (2, 7, 11, 12). Cependant, par expérience, et en étant peut-être un peu prosaïque, il est probable que, lorsque ces fistules sont courtes, *a fortiori* avec orifices larges, la colle « a du mal à prendre ».

Jusqu'à l'étude du GETAID, il n'y avait jamais eu de travail évaluant le bénéfice à attendre dans les *fistules crohniennes*, en dehors de quelques cas inclus dans les petites séries disparates de la littérature. Cette étude sera détaillée dans le chapitre spécifique de la maladie de Crohn. Cependant, on peut déjà dire qu'il y avait une différence significative en faveur de la colle biologique Beriplast®, avec un taux de cicatrisation de 38 % dans le bras « colle » et 16 % en l'absence d'encollage (6).

Enfin, encore une fois, après analyse de très petites sous-populations, il semble y avoir une moins bonne réponse en cas d'infection par le VIH (12).

Les différents opérateurs qui ont publié leurs expériences ont souvent essayé d'améliorer leurs résultats en modifiant la technique *princeps*. Aucune adjonction de quoi que ce soit ne semble avoir démontré un réel bénéfice par rapport à la technique initiale (*cf. infra* « Modalités pratiques d'utilisation de la colle de fibrine »).

Complications

Alors que le principal risque de la fistulotomie est l'incontinence anale, le principal atout de l'encollage d'une fistule est l'absence totale d'un tel risque. Les seules complications rapportées dans la littérature sont quelques cas d'abcès apparaissant après encollage. Enfin, l'échec d'un encollage de fistule ne contre-indique aucune option thérapeutique ultérieure.

Conclusion

Pour conclure, et en accord avec les recommandations de la Société britannique de coloproctologie récemment publiées dans le *British Journal of Surgery* (13) : « les fistules simples et complexes peuvent être traitées par colle de fibrine ». Les indications plus précises qui nous semblent à privilégier seront plus particulièrement détaillées dans un chapitre de l'ouvrage.

Messages forts

- Absence de risque d'incontinence anale après encollage.
- Succès dans la moitié des cas.
- La colle ne contre-indique aucune option thérapeutique en cas d'échec.
- Meilleurs résultats sur les fistules longues et étroites.
- Bénéfice supérieur au placebo pour les fistules crohniennes.

Références

1. Hjortrup A, Moesgaard F, Kjaergard J (1991) Fibrin adhesive in the treatment of perineal fistulas. Dis Colon Rectum 34: 752-4
2. Abel ME, Chiu YS, Russell TR, Volpe PA (1993) Autologous fibrin glue in the treatment of rectovaginal and complex fistulas. Dis Colon Rectum 36: 447-9
3. Cintron JR, Park JJ, Orsay CP *et al.* (1999) Repair of fistulas-in-ano using autologous fibrin tissue adhesive. Dis Colon Rectum 42: 607-13
4. Swinscoe MTV, AK. Jayne DG (2005) Fibrin glue for fistula-in-ano: the evidence reviewed. Tech Coloproctol 9: 89-94
5. Aitola P, Hiltunen KM, Matikainen M (1999) Fibrin glue in perianal fistulas-a pilot study. Ann Chir Gynaecol 88: 136-8
6. Grimaud JC M-BN, Siproudhis L, Abramowitz L *et al.* and the GETAID (2007) Fibrine glue injection for perianal fistulas in Crohn's disease: a randomized controlled trial. Gut 2006 (UEGW)
7. Buchanan GN, Bartram CI, Phillips RK *et al.* (2003) Efficacy of fibrin sealant in the management of complex anal fistula: a prospective trial. Dis Colon Rectum 46: 1167-74
8. Witte ME, Klaase JM, Gerritsen JJ, Kummer EW (2007) Fibrin glue treatment for simple and complex anal fistulas. Hepatogastroenterology 54: 1071-3
9. Lindsey I, Smilgin-Humphreys MM, Cunningham C *et al.* (2002) A randomized, controlled trial of fibrin glue vs. conventional treatment for anal fistula. Dis Colon Rectum 45: 1608-15
10. Patrlj L, Kocman B, Martinac M *et al.* (2000) Fibrin glue-antibiotic mixture in the treatment of anal fistulae: experience with 69 cases. Dig Surg 17: 77-80
11. Loungnarath R, Dietz DW, Mutch MG *et al.* (2004) Fibrin glue treatment of complex anal fistulas has low success rate. Dis Colon Rectum 47: 432-6
12. Venkatesh KS, Ramanujam P (1999) Fibrin glue application in the treatment of recurrent anorectal fistulas. Dis Colon Rectum 42: 1136-9
13. Williams JG, Farrands PA, Williams AB *et al.* (2007) The treatment of anal fistula: ACPGBI position statement. Colorectal Dis 9 Suppl 4: 18-50
14. Ellis CN, Clark S (2006) Fibrin glue as an adjunct to flap repair of anal fistulas: a randomized, controlled study. Dis Colon Rectum 49: 1736-40

Modalités pratiques d'utilisation de la colle de fibrine. Mode d'emploi pour les premières expériences

L. Abramowitz

Généralités

La colle ne peut être appliquée que sur une fistule qui a été drainée (en général plusieurs mois, au moins 2 mois), car l'encollage doit être réalisé sur un trajet « asséché ». Elle ne doit pas être appliquée s'il existe un ou des diverticules non drainés, car ceux-ci ne pourraient être complètement encollés, ce qui est source d'échec par l'absence de remplissage des cavités non drainées. *Cela impose donc un premier temps de drainage avec recherche minutieuse de l'orifice interne et mise à plat d'éventuelles ramifications*, notamment lorsque le patient est pris en charge en phase d'abcès. Un faux trajet créé lors de cette première phase sera associé à une récidive quasi certaine, car la glande de Herman et Desfosse responsable de la fistule n'aura pas été traitée. On observera de même un très fort taux de récidive en cas de diverticule intramural (très souvent associé aux fistules trans-phinctériennes) non drainé lors du premier temps opératoire (durant lequel l'orifice interne est cathétérisé). *L'utilisation de la colle ne permet donc pas de s'affranchir d'une solide formation et de l'acquisition d'une bonne expérience pratique du traitement des suppurations anales.*

La colle semble être associée à un taux de succès d'autant plus important que la fistule est longue, étroite avec des orifices externes et internes de faible diamètre. Le cas particulier de la fistule ano-vaginale est donc, en général, un mauvais candidat, *a fortiori* chez les femmes avec une faible distance ano-vulvaire.

Dans les études où est évaluée la différence d'efficacité entre fistules hautes, basses ou complexes (multiples orifices externes, fer à cheval, etc.), les résultats sont très discordants. Lorsqu'une indication a été posée (voir chapitres sur les indications à privilégier), il n'y a donc pas de données objectives pour modifier cette indication en fonction de ces critères.

Description de la technique

Il est important que le patient ne bouge pas pendant l'encollage, c'est la raison pour laquelle la colle est le plus souvent appliquée sous une courte anesthésie générale ou une rachi-anesthésie pour un temps opératoire variable, selon la complexité de la fistule, mais en général court, dépassant rarement les 20 minutes. Le patient peut ne pas être intubé mais uniquement endormi au masque, selon les habitudes et préférences de nos confrères les anesthésistes. Certains opérateurs réalisent cet encollage sous anesthésie locale. La préparation du matériel représente le temps opératoire le plus long car l'injection en elle-même ne dure à peine plus d'1 minute.

Le *champ opératoire ne doit pas être désinfecté avec un produit iodé* car il inactiverait la colle. Après avoir sectionné le séton de drainage de la fistule (mis en place en général 2 à 3 mois avant), le premier temps consiste à cureter le ou les trajet(s) fistuleux (fig. 1) afin d'enlever les fungosités et d'aviver le trajet de la fistule. En effet, la colle est un hémostatique qui n'adhérera aux parois de la fistule que si elle est « saignotante ». Ce caillot sera ensuite colonisé par les fibroblastes qui le remplaceront par de la fibrose. Le curetage doit s'effectuer en douceur afin de ne pas élargir la fistule qui diminuerait le bénéfice escompté de l'encollage. Afin de diminuer le risque d'élargissement de la fistule, certains opérateurs « nettoient » la fistule avec une compresse non tissée qui est introduite dans la fistule grâce à un fil guide qui remplace le séton.

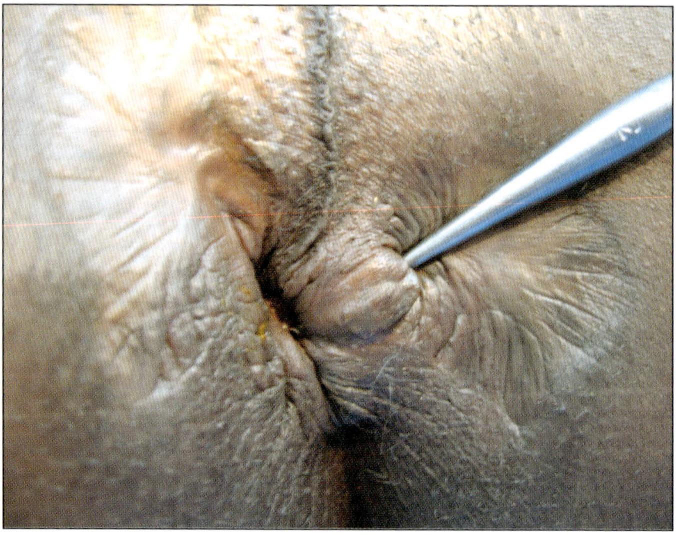

Fig. 1 – Curetage du trajet fistuleux, avant encollage.

Différentes colles de fibrine sont actuellement disponibles en France (*cf. Vidal*) et aucune des études comparatives effectuées entres elles n'a montré de différence d'efficacité de l'une par rapport à l'autre. Le choix s'effectue donc en fonction des habitudes et des disponibilités dans chaque centre.

Toutes les colles de fibrine nécessitent une préparation minutieuse de la solution à injecter et ceci dans des conditions aseptiques. Il s'agira de ramener les flacons à la température ambiante puis de procéder à la reconstitution des solutions ou l'on retrouve communément les facteurs de la coagulation tels que le fibrinogène et la thrombine humains, l'aprotinine et le chlorure de calcium.

Les solutions ainsi reconstituées sont remplies dans des seringues munies d'un dispositif permettant l'application simultanée des liquides dans l'orifice fistuleux.

Une attention toute particulière doit être donnée au flacon de cette colle contenant une solution de fibrinogène dont il faut *laisser dissoudre le solvant sans secouer le flacon* pour éviter de former des « grumeaux » qui rendraient l'aspiration ultérieure dans la seringue impossible. Cette dissolution mettant plusieurs minutes, la percussion peut être réalisée avant d'ouvrir le sachet les contenant, par une personne non stérile (la panseuse ou le chirurgien avant nettoyage des mains).

Lorsque les solvants sont complètement dissous avec une consistance bien liquide et fluide, on les aspire avec une grosse aiguille (contenue dans le kit) chacun séparément dans les deux seringues du kit. Il est préférable de débuter par le flacon contenant la thrombine humaine car il est plus rapidement liquide et donc plus rapide à transférer facilement dans la seringue. Le liquide du flacon contenant le fibrinogène et l'aprotinine est plus dense, plus compact, ce qui le rend plus difficile à transférer dans la seringue, d'où l'utilité d'une grosse aiguille pour l'aspirer. L'*aspiration doit être réalisée de manière particulièrement douce* afin d'éviter que l'aiguille ne soit bouchée par ce liquide dense contenant malgré tout parfois des « grumeaux ». Une astuce consiste à injecter le volume d'air de la seringue dans le flacon, afin de faire monter le produit presque sans avoir à aspirer, grâce à la pression négative par rapport au flacon générée dans la seringue.

Une fois les deux seringues remplies à égal volume de leur produit respectif, elles sont positionnées dans un support les maintenant en parallèle. Les deux pistons sont alors solidarisés à leur base et les deux embouts de seringues sont reliés avec un embout permettant au contenu des deux seringues de sortir ensemble à travers un seul cathlon ou un cathéter double canal pouvant être coupé à une longueur un peu plus importante de la totalité de la fistule. *Ce cathlon doit être large pour ne pas se boucher avec la colle qui est dense et au minimum aussi long que le trajet fistuleux.* Vu la rapidité de prise de la colle dès son injection, il paraît intéressant de préparer de la même manière un 2e kit de colle si l'on pense que le volume d'un seul ne suffira pas à remplir complètement une fistule large, très longue ou multi-ramifiée.

À ce stade de la procédure, on avive de nouveau le ou les trajets fistuleux une dernière fois avant l'encollage. Puis l'*on injecte la colle de l'orifice interne vers l'orifice externe* avec un cathlon plus ou moins long en fonction de la longueur de la fistule. Pour cela, le cathlon doit être introduit de l'orifice externe jusqu'à l'orifice interne. La mise en contact des deux produits contenus dans les deux seringues provoque la formation immédiate d'une substance gélatineuse, qui comble ainsi la fistule de son orifice interne vers l'orifice externe lors du retrait progressif du cathlon (fig. 2). L'issue de colle en excès par l'orifice interne est un critère de qualité de réalisation de la procédure, confirmant que la fistule a été encollée sur toute sa longueur. Il suffit alors de couper l'excès de colle au niveau des deux orifices fistuleux (fig. 3) et d'appliquer un pansement sec. Cette section de colle en excès doit être minutieuse afin de ne pas faire sortir toute la « carotte » de colle injectée, car l'ensemble du produit est solidaire dès que les deux produits actifs ont

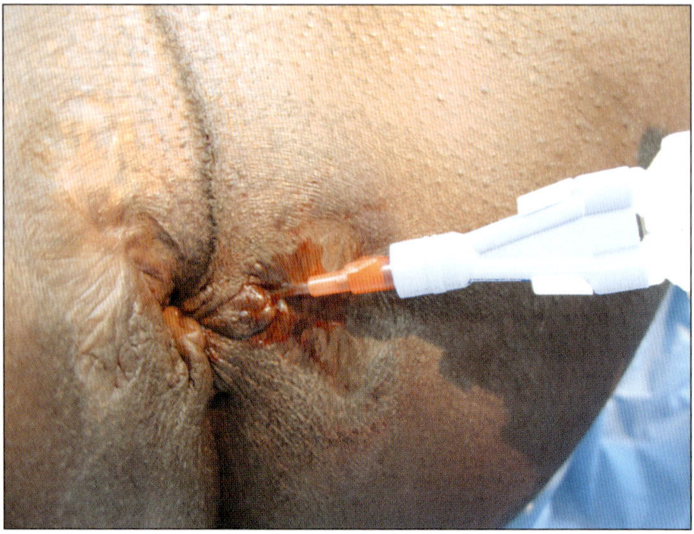

Fig. 2 – Injection de colle de fibrine de l'orifice interne vers l'orifice externe.

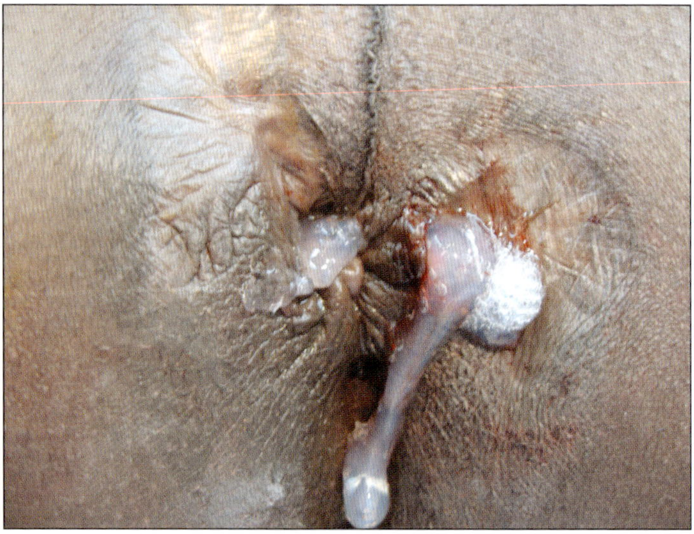

Fig. 3 – Excédent de colle qu'il va falloir couper au niveau des orifices externe et interne.

été mis en contact. La section de l'excédent de colle au niveau de l'orifice interne s'effectue avec une grande douceur après la mise en place d'un écarteur ouvert *a minima*.

L'utilisation des colles de fibrine en général doit respecter les instructions d'utilisation émanant des industriels afin d'exploiter au mieux ces produits (*cf. Vidal*).

Enfin, l'utilisation de ce type de produit nécessite de colliger leur *traçabilité* (décret n° 95-566 du 06/05/1995) avec le remplissage par le pharmacien de l'établissement et le chirurgien, des formulaires adaptés.

En postopératoire

Il faut se contenter de laver la marge anale avec un savon en contre-indiquant toute application de produit iodé. *Les patients n'ont ni douleur ni saignement postopératoire.* Il est important d'expliquer la nécessité de *diminuer au maximum toute activité physique* pour ne pas mobiliser la colle dans la fistule pendant 1 à 2 mois.

Cette simplicité des suites postopératoires explique probablement le taux de satisfaction des patients qui était supérieure dans le bras encollé, dans la seule étude ayant recueilli ce type d'information lorsque les auteurs l'avaient comparée au traitement « standard » après randomisation (1). Ceci justifie la réalisation de ce geste en ambulatoire dans certaines équipes.

Il paraît raisonnable, sans que cela soit démontré, de recommander une *régularisation du transit* afin d'éviter tout effort de poussées ou de multiples défécations risquant de mobiliser la colle lors des premières semaines postopératoires.

À un mois, la fistule peut déjà être refermée, mais on observe assez souvent un aspect fragile voire gélatineux. Le *succès est en général jugé à 2 mois* avec un aspect de cicatrise fibreuse et disparition de tout écoulement (fig. 4). Si l'on n'observe pas de fibrose à 2 mois et *a fortiori* à 3, il y a échec de la technique, la fistule doit être re-drainée.

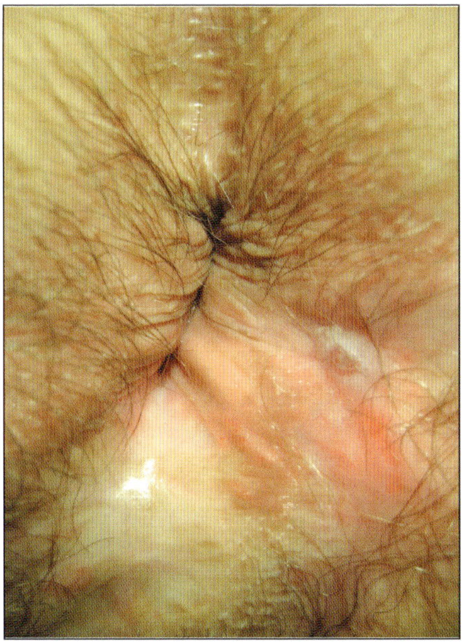

Fig. 4 – Fistule trans-sphinctérienne supérieure cicatrisée 2 mois après encollage.

Seul le suivi clinique a un intérêt pratique en postopératoire. Cependant, dans le cadre de suivis protocolisés, l'IRM pourrait avoir une valeur prédictive intéressante, lorsque la clinique est négative mais qu'il apparaît un hypersignal T2 ou après injection de gadolinium. Ce signe d'inflammation sous-jacente pourrait être le reflet d'une activité inflammatoire persistante, notamment en cas de maladie de Crohn (2).

Retraitement ?

Le bénéfice à attendre en cas de ré-encollage après un premier échec semble faible, mais n'est pas nul. Selon les séries, il est possible de « rattraper » ainsi des patients dans 10 à 20 % des cas (3). Les fistules multi-ramifiées peuvent ainsi, parfois, être encollées avec succès après plusieurs tentatives (expérience personnelle). Bien sûr, il ne paraît pas raisonnable de tenter un nouvel essai au-delà de deux à trois échecs.

Résultats des gestes et thérapeutiques associés

En voulant améliorer les résultats de l'utilisation de la colle, certaines équipes ont testé le bénéfice à attendre en modifiant la technique que nous venons de décrire.

Une équipe de Chicago (4) a ainsi réalisé une étude randomisée comparant trois bras contenant tous de la colle. Dans le 1er bras, les 24 patients évalués avaient un mélange de colle et d'antibiotique (cefoxitine). Dans le 2e bras, les 25 patients avaient une injection de colle précédée de la fermeture de l'orifice interne. Dans le 3e bras, les 26 patients bénéficiaient de la colle associée à ces deux procédures (antibiotique dans la colle et fermeture de l'orifice interne). Après un suivi moyen de 27 mois, le taux de cicatrisation était respectivement de 25, 44 et 35 % dans les trois bras. Ces différences n'étaient pas significatives mais, surtout, les résultats de ces modifications techniques sont en dessous des résultats publiés après application seule de la colle. Les conclusions de ces auteurs sur l'absence d'intérêt de telles modifications paraissent donc évidentes.

L'intérêt d'un antibiotique par voie systémique n'a pas été expérimenté dans une étude randomisée.

Une alternative qui paraissait séduisante était d'associer la colle à un lambeau d'avancement, permettant d'obstruer l'orifice interne. L'équipe de Ellis *et al.* a démontré l'absence de bénéfice de cette association (5).

On peut donc conclure qu'il n'y a aucun bénéfice à modifier la technique *princeps* que nous venons de décrire dans le détail.

Conclusion

L'encollage d'une fistule peut paraître simple mais il doit être réalisé en respectant certaines étapes minutieuses après un drainage efficace et en s'appuyant sur une bonne connaissance de ce qu'est une fistule ano-périnéale.

Messages forts

- L'encollage d'une fistule doit être précédé d'un drainage complet de l'ensemble des diverticules, en particulier intramural.
- Certains principes opératoires doivent être impérativement suivis pour obtenir le meilleur bénéfice possible :
- absence d'iode ;
- laisser dissoudre sans agiter ;
- encollage de l'orifice interne vers l'externe.
- Excellente tolérance de l'encollage.
- Repos postopératoire pour ne pas mobiliser le produit.
- Suivi clinique et résultats évalués à 2 mois.

Références

1. Lindsey I, Smilgin-Humphreys MM, Cunningham C *et al.* (2002) A randomized, controlled trial of fibrin glue vs. conventional treatment for anal fistula. Dis Colon Rectum 45: 1608-15
2. Buchanan GN, Bartram CI, Phillips RK *et al.* (2003) Efficacy of fibrin sealant in the management of complex anal fistula: a prospective trial. Dis Colon Rectum 46: 1167-74
3. Swinscoe MT, Ventakasubramaniam AK, Jayne DG (2005) Fibrin glue for fistula-in-ano: the evidence reviewed. Tech Coloproctol 9: 89-94
4. Singer M, Cintron J, Nelson R *et al.* (2005) Treatment of fistulas-in-ano with fibrin sealant in combination with intra-adhesive antibiotics and/or surgical closure of the internal fistula opening. Dis Colon Rectum 48(4): 799-808
5. Ellis CN, Clark S (2009) Fibrin glue as an adjunct to flap repair of anal fistulas: a randomized, controlled study. Dis Colon Rectum 49: 1736-40

Indications privilégiées

L. Abramowitz

Dans la majorité des cas, les choix qui sont donnés aux proctologues (et aux patients porteurs de fistule) opposent la fistulotomie, technique de référence dont l'efficacité dépasse 90 % dans des mains expertes, mais qui expose à un risque d'incontinence anale (IA) de 5 à 30 % selon les cas (*cf. supra*), et les techniques d'épargne sphinctérienne : le lambeau d'avancement, l'obturateur ou plug et la colle de fibrine.

Dans le traitement chirurgical des fistules, l'IA est le principal facteur qui influence le degré de satisfaction des patients. Garcia-Aguilar *et al.* ont rapporté un taux d'insatisfaction de 12 % après fistulotomie dans une étude rétrospective. Dans 33 % des cas, l'insatisfaction était secondaire à une récidive de la fistule, mais dans 84 % des cas, elle était liée à une IA (1).

L'encollage des trajets fistuleux permet d'obtenir une cicatrisation dans la moitié des cas avec un risque d'incontinence anale nulle (2). Ce traitement devrait donc avoir une place privilégiée chez les patients à haut risque d'IA.

Fistules ano-périnéales de la maladie de Crohn

Devant le risque de récidive (source de potentielles sections sphinctériennes itératives) associé aux fréquents épisodes de diarrhées, les fistules ano-périnéales de la maladie de Crohn sont une indication privilégiée. L'étude randomisée du GETAID (3) a montré un bénéfice significatif de la colle utilisée par rapport au placebo. Dans la pratique, ces patients sont systématiquement drainés au bloc opératoire sans section sphinctérienne (absence d'abaissement même en cas de fistule haute) avec un séton sans traction. Ils sont le plus souvent sous traitement systémique de la maladie de Crohn (immunosuppresseur, antibiotique de type métronidazole ou ciprofloxacine et souvent anti-TNF). Lorsque la fistule semble être asséchée et en l'absence d'inflammation du rectum, le trajet fistuleux peut être, dans la grande majorité des cas, encollé (figs. 1A et 1B).

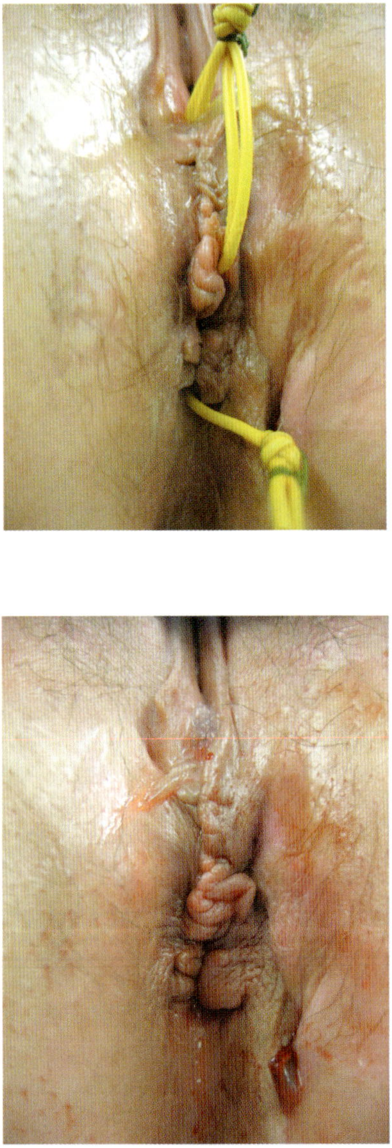

A

B

Fig. 1 – A. Fistules complexes de Crohn avec sétons avant encollage. **B.** Fistules complexes de Crohn encollées.

Chez les patients déjà porteurs d'une rupture sphinctérienne

Post-chirurgicale

Les patients ayant des *antécédent(s) de fistulotomie* (fistule(s) opérée(s) dans le passé) sont également à haut risque de développer une IA après une nouvelle fistulotomie imposée par la récidive d'une fistule, ce qui en fait d'excellents candidats à un essai d'encollage pour cette récidive, après avoir suffisamment drainé le trajet (fig. 2). Ne rentrent pas dans ce cas de figure les patients qui n'ont bénéficié que d'un drainage d'abcès sans ouverture de fistule puisqu'ils n'ont pas de rupture sphinctérienne.

Les autres patients concernés sont ceux ayant bénéficié d'une *sphinctérotomie* lors d'une chirurgie de fissure anale (latérale ou dans le lit de la fissure) et ceux ayant subi une dilatation anale, comme elle était parfois jadis réalisée pour traiter les fissures anales ou les pathologies hémorroïdaires.

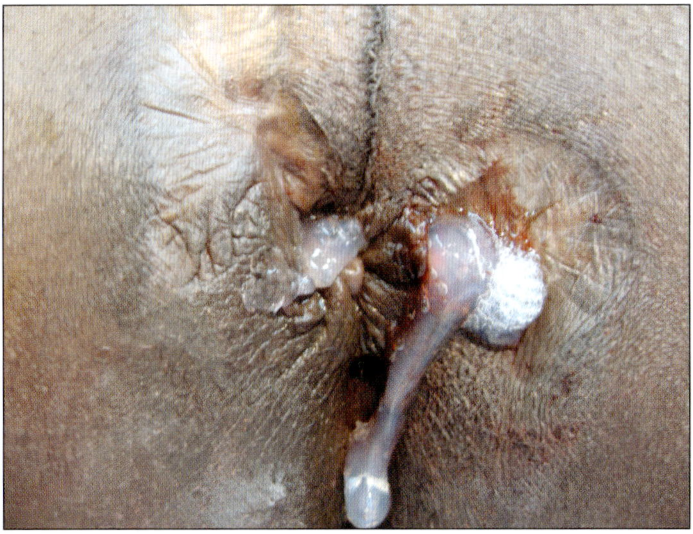

Fig. 2 – Encollage d'une fistule devant un antécédent de fistulotomie controlatérale.

Post-obstétricale

Chez la femme, l'accouchement par voie basse est une cause fréquente de lésion sphinctérienne puisqu'il est généralement rapporté un taux de rupture de 20 % à ce niveau dès le premier accouchement (ruptures le plus souvent ignorées). Ce taux s'aggrave en cas d'accouchement difficile, avec forceps (20 à 80 % de ruptures) et de déchirure du périnée (4, 5). Un antécédent d'accouchement difficile (que l'interrogatoire doit rechercher systématiquement avant la chirurgie), *a fortiori* en cas d'incontinence anale (souvent dissimulée), et une cicatrice de déchirure du périnée (fig. 3) seront recherchés systématiquement chez une patiente qui présente une fistule anale haute, voire basse, afin de faire discuter un traitement de la fistule par la colle de fibrine.

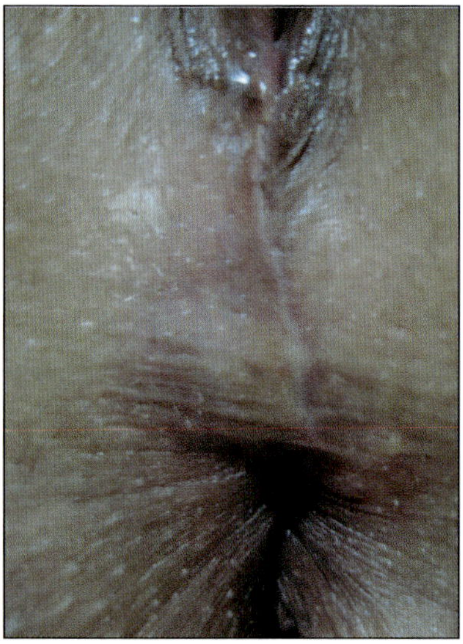

Fig. 3 – Cicatrice de déchirure médiane du périnée post-obstétricale.

En raison du type de la fistule

C'est le cas lorsqu'il existe d'emblée des *trajets fistuleux multiples* (fistule en Y, fistule double avec deux orifices internes distincts, etc.) avec, parfois, autant de trajets fistuleux que de passages trans-sphinctériens (≥ 2). La prise en charge chirurgicale de référence, jusqu'à présent, consistait à réaliser en plusieurs temps la mise à plat des fistules identifiées, ce qui revenait à sectionner les sphincters de l'anus autant de fois qu'il y avait de fistules. Devant le risque important d'IA, il paraît légitime de proposer, maintenant, un encollage de tous leurs trajets fistuleux après les avoir drainés (figs. 4A et 4B).

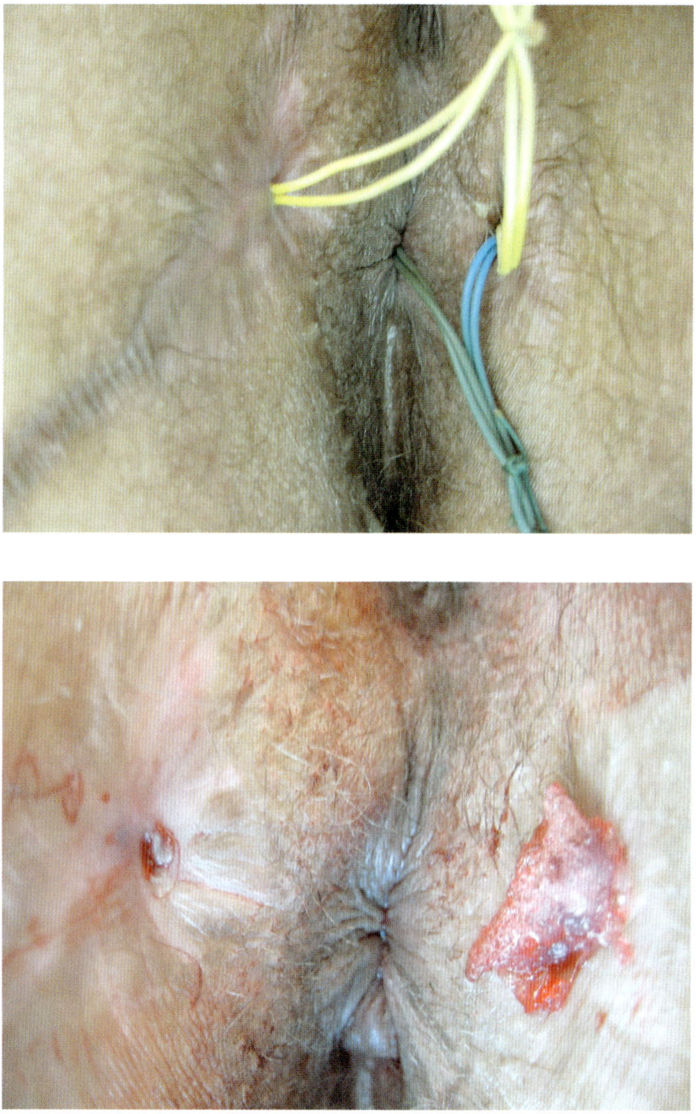

A

B

Fig. 4 – A. Fistule en fer à cheval antérieure avant encollage, chez une femme. **B.** Fistule en fer à cheval encollée.

En cas de *fistules supra-sphinctériennes et de trans-sphinctériennes supérieures*, devant l'importance des sections sphinctériennes nécessaires, il paraît légitime de se demander si elles ne doivent pas bénéficier d'un encollage après le premier temps de drainage. Il ne semble pas y avoir de sur-risque d'échec évident dans ce cas de figure, malgré ce qui a été parfois rapporté, hormis peut-être dans le cadre du Crohn. Le premier temps opératoire ne devrait alors pas être associé à un abaissement du trajet fistuleux mais ce dernier s'avère parfois nécessaire pour cathétériser le trajet au mieux, pour un meilleur drainage. Ces choix thérapeutiques doivent avoir été discutés au préalable avec le patient (fig. 5).

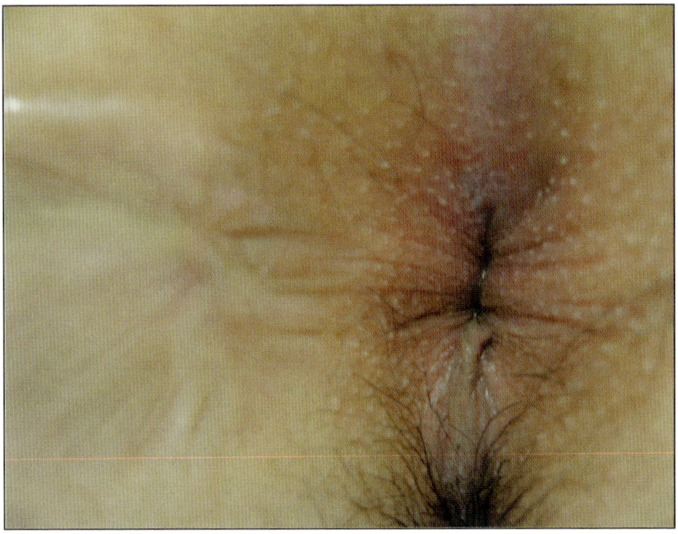

Fig. 5 – Cicatrice d'une fistule trans-sphinctérienne supérieure encollée il y a 1 an. Noter la symétrie normale des plis radiés de l'anus signant l'absence de section sphinctérienne.

Les *fistules antérieures chez la femme* sont également des indications privilégiées, qu'il s'agisse de la femme jeune susceptible d'accoucher ultérieurement avec le risque possible d'une rupture sphinctérienne obstétricale, ou qu'il s'agisse d'une femme ayant déjà accouché et qui est peut-être porteuse d'un defect sphinctérien asymptomatique qui risque de se manifester lors du traitement de la fistule.

En cas de doute sur l'orifice interne

Dans certains cas, on peut être amené à voir un patient porteur d'un séton posé lors du traitement préalable en urgence de l'abcès et avoir un doute sur le siège de l'orifice interne qui a été drainé par le séton. Il est alors difficile d'envisager une fistulotomie impliquant une section sphinctérienne plus ou moins importante *sans certitude sur la réalité de la localisation du passage trans-sphinctérien.* Le risque d'incontinence anale associé à une récidive (par réactivation de la réelle fistule non drainée) fait qu'il s'agit de patients pouvant tirer un bénéfice important de l'encollage, qui ne leur fait courir que le risque de la récidive sans risque d'IA. Dans ce cas, il faudra éviter de mettre à plat le trajet drainé et uniquement encoller ce trajet.

En cas de fistules anastomotiques

Bien qu'il ne s'agisse pas de fistule anales à point de départ cryptoglandulaire, il est important d'évoquer les fistules anastomotiques (anastomose colo-anale, colo-rectale, etc.) entre l'anastomose digestive basse et le vagin, la vessie (fig. 6), la peau, etc. Ces patients étant en général très difficiles à réopérer (fibrose, risque de récidive et de lâchage de suture, tissus irradiés, etc.) il peut nous être demandé d'essayer d'encoller ces fistules postopératoires. Il n'y a pas de séries publiées sur les fistules anastomotiques digestives basses et l'expérience médicale est donc trop limitée pour tirer des conclusions sérieuses mais cette potentialité semble intéressante car le risque encouru par le patient paraît quasiment nul. L'un des points les plus importants est de pouvoir injecter la colle de l'orifice le plus profond vers le plus superficiel pour encoller la totalité du trajet. Il paraît alors utile de s'aider d'une imagerie précise préopératoire (IRM) pour visualiser au mieux le trajet qui peut être souvent très tortueux.

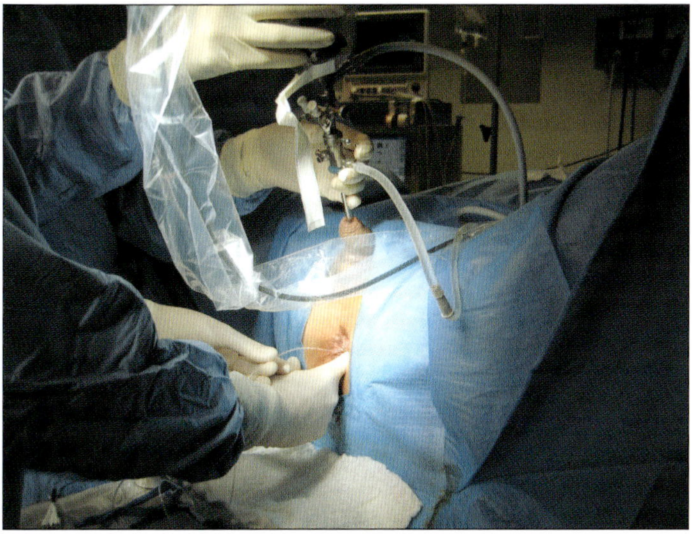

Fig. 6 – Encollage d'une fistule recto-vésicale sous contrôle cystoscopique afin d'encoller de l'orifice vésical vers l'orifice ano-rectal grâce au long cathlon introduit par l'anus.

En raison du terrain

Patients souffrant déjà d'IA

En raison des difficultés de traitement de l'IA, mineure ou majeure, il devrait être discuté un encollage plutôt qu'une fistulotomie chez tous les patients souffrant déjà d'IA avant une chirurgie pour fistule anale, afin de ne pas aggraver l'IA préexistante. Ces patients tirent alors parfois bénéfice d'une exploration (échographie endo-anale, manométrie ano-rectale, etc.) de cette IA afin de mieux comprendre son origine. L'interrogatoire préopératoire d'une fistule anale doit donc systématiquement rechercher ce type de symptôme très souvent masqué, quelles que soient sa sévérité et sa fréquence (6). Par ailleurs, d'un point de vue médico-légal, cela permettrait parfois d'éviter d'attribuer à tort l'IA à la chirurgie pour fistule.

Femme âgée

L'hypotonie sphinctérienne de la femme âgée, qu'elle soit secondaire à une neuropathie pudendale d'étirement ou qu'elle soit secondaire à des lésions obstétricales passées inaperçues jusqu'à la ménopause, doit faire discuter l'indication d'un encollage plutôt que celui de la fistulotomie qui pourrait s'avérer délétère pour la continence.

Messages forts : Indications potentielles de la colle pour les fistules

- Fistules ano-périnéales de la maladie de Crohn.
- Trajets trans-sphinctériens multiples.
- Antécédent(s) de fistulotomie(s) et de sphinctérotomie.
- Accouchement difficile (forceps, déchirure périnée, IA transitoire du post-partum).
- Fistules supra-sphinctériennes et transphinctériennes supérieures.
- Absence de certitude sur le siège de l'orifice interne de la fistule qui a été drainée.
- Fistules anastomotiques.
- Patients souffrant déjà d'IA avant la chirurgie de la fistule.

Références

1. Garcia-Aguilar J, Davey CS, Le CT *et al.* (2000) Patient satisfaction after surgical treatment for fistula-in-ano. Dis Colon Rectum 43: 1206-12
2. Swinscoe MT, Ventakasubramaniam AK, Jayne DG (2005) Fibrin glue for fistula-in-ano: the evidence reviewed. Tech Coloproctol 9: 89-94

3. Grimaud JC, Munoz-Bongrand N, Siproudhis L *et al.*, and the GETAID (2007) Fibrine glue injection for perianal fistulas in Crohn's disease: a randomized controlled trial. Site GETAID: http//www.getaid.org
4. Sultan AH, Kamm MA, Hudson CN *et al.* (1993) Anal-sphincter disruption during vaginal delivery. N Engl J Med 329: 1905-11
5. Abramowitz L, Sobhani I, Ganansia R *et al.* (2000) Are sphincter defects the cause of anal incontinence after vaginal delivery? Results of a prospective study. Dis Colon Rectum 43: 590-6; discussion 596-8
6. Damon H, Guye O, Seigneurin A *et al.* (2006) Prevalence of anal incontinence in adults and impact on quality-of-life. Gastroenterol Clin Biol 30: 37-43

Cas clinique : le « multi-opéré »

L. Abramowitz

M. Paul F. a 31 ans. Antécédents : néant, absence d'argument en faveur d'une maladie de Crohn ou de tuberculose.

Histoire de la maladie

Douleur de la marge anale antéro-droite, pour laquelle il est posé le diagnostic d'abcès en juin 2002.

Il est alors réalisé le drainage de l'abcès et la fistulotomie d'une fistule trans-sphinctérienne inférieure qui lui était associée.

En avril 2006, le patient revient avec un abcès de la marge anale gauche qui est drainé en urgence. La fistule anale associée étant trans-sphinctérienne supérieure, un séton est mis en place dans le trajet fistuleux. Ce séton draine alors une fistule avec orifice externe de la marge anale gauche et orifice interne direct au niveau de la ligne pectinée gauche (fig. 1).

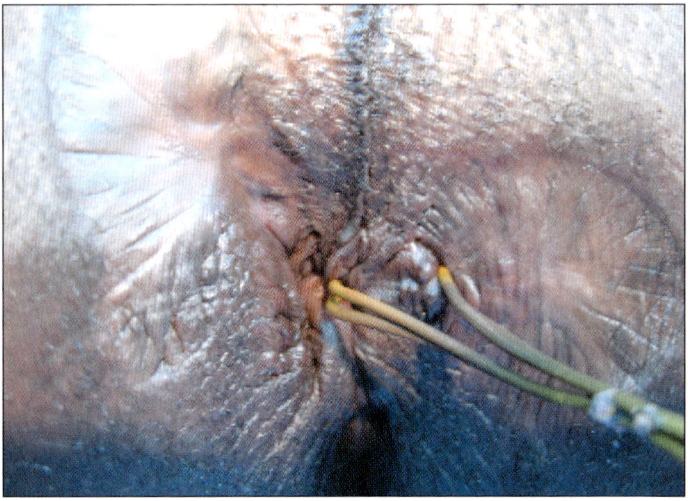

Fig. 1 – Fistule anale drainée par un séton.

Discussion

Deux à trois mois après ce drainage et la mise en place du séton, lorsque le trajet est asséché et que la plaie est cicatrisée, il se pose la question de l'attitude à adopter pour le 2e temps opératoire. Deux attitudes sont possibles :
- soit on réalise une fistulotomie en deux temps. Dans des mains expérimentées, le taux de guérison avoisine les 90 à 95 %. Mais le risque d'incontinence pour une fistule haute comme ici peut aller jusqu'à 35 %. De plus, il aurait alors fallu débuter l'abaissement de haut en bas lors du 1er temps ;
- soit on réalise l'encollage d'une fistule asséchée après plusieurs mois de drainage par séton. Le taux de guérison avoisine les 50 % avec un risque d'incontinence anale *de novo* quasi nulle.

Décision et argumentaire

C'est l'encollage avec la colle de fibrine qui a été décidé car, malgré le risque de récidive de la fistule, le risque d'incontinence semblait particulièrement élevé chez ce patient en cas de nouvelle fistulotomie.

En effet, il avait déjà subi en 2002 une fistulotomie dans le quadrant antéro-droit. Une nouvelle fistulotomie, haute de surcroît, sectionnant les sphincters interne et externe gauche, aurait fait courir un risque d'incontinence anale majeur. Il a donc été anticipé dès le premier temps opératoire de ne pas réaliser d'abaissement de la nouvelle fistule anale, mais de simplement mettre en place un séton de drainage en vue du futur encollage.

Geste opératoire

L'encollage a été réalisé sur un trajet « asséché ». Le premier temps a consisté à cureter le trajet fistuleux (fig. 2) afin d'enlever les fongosités et d'aviver le trajet fistuleux. Le kit de colle est alors monté avec la double seringue en parallèle.

Puis l'on injecte la colle de l'orifice interne vers l'orifice externe avec un cathlon plus ou moins long en fonction de la longueur de la fistule (fig. 3). La mise en contact des deux produits contenus dans les deux seringues provoque la formation immédiate d'une substance gélatineuse, qui comble ainsi la fistule de son orifice interne vers l'orifice externe lors du retrait progressif du cathlon (fig. 4). Il suffit alors de couper l'excès de colle au niveau des deux orifices fistuleux (fig. 5) et d'appliquer un pansement sec.

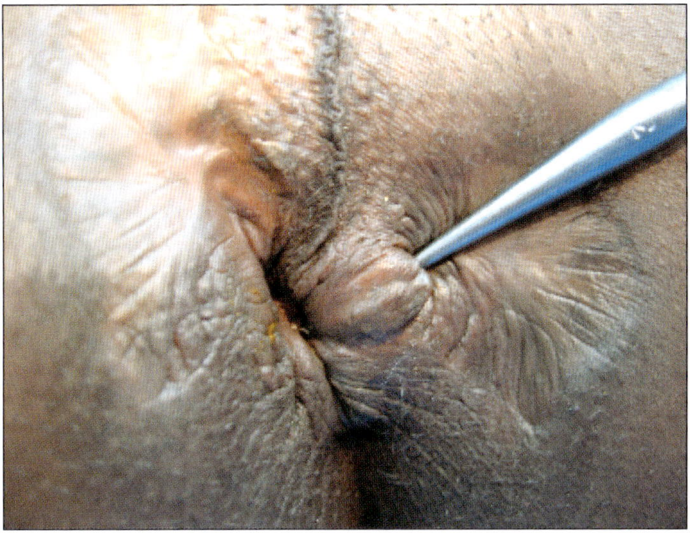

Fig. 2 – Curetage du trajet fistuleux après section du séton.

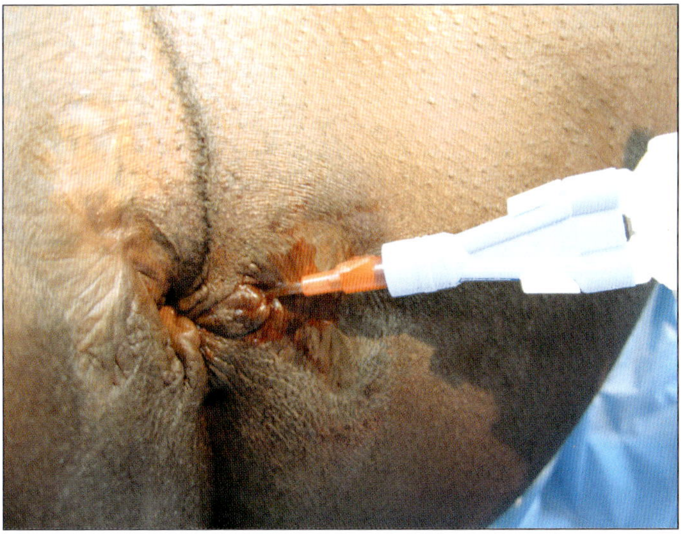

Fig. 3 – Injection de la colle de fibrine.

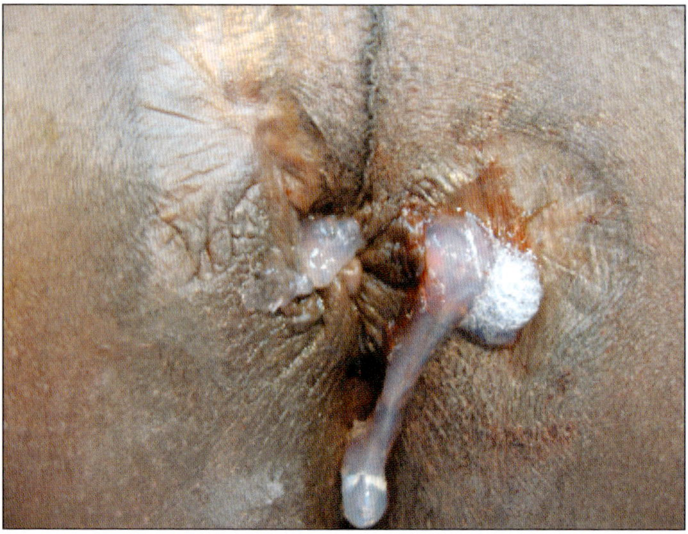

Fig. 4 – Aspect après injection avec l'excédent de colle au niveau des orifices interne et externe.

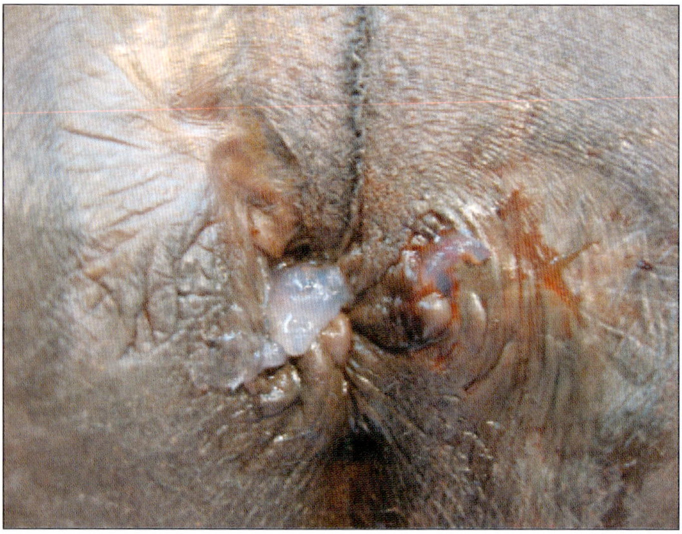

Fig. 5 – Aspect en fin d'intervention après excision au ciseau de l'excédent de colle au niveau de l'orifice externe.

En postopératoire

Il faut se contenter de laver la marge anale avec un savon en contre-indiquant toute application de produit iodé qui inactiverait la colle. Les patients n'ont ni douleurs ni saignements postopératoires. Il est important d'expliquer la nécessité de diminuer au maximum toute activité physique pour ne pas mobiliser la colle dans la fistule pendant 1 à 2 mois. Le succès est alors jugé à 2 mois. Avec un suivi de plus de 2 ans, le patient est actuellement guéri.

CAS PARTICULIER
DE LA MALADIE DE CROHN

Cas particulier : prise en charge des lésions ano-périnéales de la maladie de Crohn

M. Allez, N. Munoz-Bongrand, P. Cattan et M. Lémann

Le traitement des lésions ano-périnéales (LAP) de la maladie de Crohn (MC) repose sur une variété d'options thérapeutiques dont les indications dépendent du type des lésions, de la présence ou non de complications infectieuses et des lésions intestinales associées (1, 2).

La prise en charge de ces lésions doit être guidée par plusieurs principes :

1) le drainage des suppurations périnéales doit être le premier temps, car les chances de succès des autres phases thérapeutiques, médicales ou chirurgicales, seront réduites si l'infection n'est pas contrôlée ;
2) les traitements utilisés pour les lésions intestinales n'ont pas la même efficacité sur les LAP et la présence de ces lésions va souvent peser lourdement sur les choix thérapeutiques ;
3) la chirurgie des LAP doit être prudente, non agressive, et se fixer des objectifs plus modestes que dans d'autres pathologies ano-périnéales ; ces lésions sont en effet chroniques avec un potentiel évolutif ; les chances de guérison par la chirurgie, même si elles ne sont pas nulles, sont aléatoires. La préservation de la fonction sphinctérienne doit être la préoccupation principale.

Description des lésions

Plusieurs classifications des LAP ont été proposées, dont la classification UFS de Cardiff permettant une description analytique des lésions (3). Les lésions primaires sont le plus souvent des *ulcérations* siégeant au voisinage de la ligne pectinée, sur le versant anal ou rectal. Ces lésions, suspectées sur l'existence de douleurs fissuraires ou de saignements, sont souvent facilement identifiées en déplissant l'anus au cours d'une consultation, en raison des pseudomarisques qui les accompagnent ; elles débordent parfois largement sur la peau périnéale. Au cours d'une coloscopie ou rectosigmoïdoscopie, il est également possible d'avoir une vision correcte des lésions situées immédiatement au-dessus de la ligne pectinée ; cet examen doit faire partie du bilan des LAP car l'identification de ces lésions ano-rectales ulcérées va fortement influencer les choix de traitement.

Le diagnostic des *suppurations* (lésions secondaires) peut être plus difficile. Elles sont suspectées lorsque le patient signale des douleurs anales continues, un écoulement périnéal purulent, une fièvre. L'inspection de l'anus ne visualise que les abcès superficiels et les orifices cutanés externes ; le toucher ano-rectal minutieux peut percevoir le bombement d'un abcès. Un *examen sous anesthésie générale* est souvent nécessaire, constituant le premier temps d'une intervention de drainage. Il doit comporter une recherche systématique des orifices externes au niveau de la peau du périnée, de la vulve et du vagin chez la femme, du scrotum chez l'homme ; il faut ensuite examiner le canal anal à la recherche des ulcérations et des orifices primaires en s'aidant d'un anuscope ou d'un écarteur de type Parks ; une rectosigmoïdoscopie combinée est parfois utile. Les trajets font l'objet d'un repérage à l'aide d'un stylet malléable, non traumatisant, et par l'injection d'air et de bleu de méthylène (*cf.* le chapitre sur le traitement standard).

L'*IRM* ou l'*échoendoscopie anale* améliorent la détection des trajets fistuleux et des abcès. Toutefois, ces examens sont en pratique difficiles à réaliser dans l'urgence. L'IRM a l'avantage d'être un examen non traumatisant dont les images seront ensuite disponibles pour des comparaisons ; elle exige toutefois une importante expérience du radiologue pour la réalisation des coupes adéquates et surtout leur interprétation. L'échoendoscopie a l'avantage de pouvoir être faite par le proctologue, s'il en a l'expérience, et peut guider ses gestes (4). Il est alors préférable d'utiliser un appareil à sonde rigide. La réalisation d'un examen proctologique complet sous anesthésie générale, associé à un des deux examens morphologiques, permet d'établir une excellente cartographie des suppurations périnéales (5). Cette exigence n'est toutefois nécessaire que dans les fistules complexes ou les abcès récidivants, notamment lorsqu'un traitement par infliximab est envisagé.

Drainage des suppurations

Le drainage des suppurations prime sur les autres traitements médicaux ou chirurgicaux. Après repérage des trajets et évacuation des abcès, il faut mettre en place un ou plusieurs dispositifs de drainage de type « séton » (6). Compte tenu du caractère fréquemment récidivant des lésions et de la possibilité de drainages prolongés et/ou itératifs, il est préférable d'éviter au cours de la MC les larges délabrements cutanés et la mise en place de dispositifs de drainage trop volumineux ou trop rigides, mal supportés par les malades. L'utilisation, par exemple, de petits lacs vasculaires, non serrés, est une bonne solution, ces dispositifs étant peu gênants, faciles à nettoyer par les patients. En cas d'orifices fistuleux externes multiples, on peut opter pour la mise en place d'un séton à partir de l'orifice primaire associé à plusieurs sétons unissant les orifices secondaires, ces derniers pouvant être par la suite progressivement retirés pour simplifier le dispositif lorsque les trajets « s'assèchent ».

Le but du drainage par sétons est avant tout d'éviter l'extension de la suppuration et la récidive des abcès, sources de symptômes et de nouveaux dégâts périnéaux ; plus accessoirement, ils peuvent induire une fibrose sur le trajet fistuleux qui facilitera un geste secondaire. Ce temps de drainage peut, dans les fistules simples, constituer un traitement à lui seul. L'ablation du séton est faite après quelques semaines ou mois, selon la complexité de la fistule et l'importance de l'écoulement. Au retrait du séton, la fermeture de la fistule se produit dans 10 à 60 % des cas ; une récidive survient dans 15 à 60 % des cas (2, 6).

L'utilisation de séton serré qui produit une section progressive du sphincter n'est pas recommandée dans les fistules de la MC à cause du risque d'incontinence anale. La mise à plat du trajet fistuleux (fistulotomie) s'adresse aux fistules basses, superficielles, si la petite quantité de fibres musculaires intéressées ne retentit pas, *a priori*, sur la continence ; la répétition de ce geste peut toutefois finir par l'altérer. L'intérêt des fistulectomies, en un ou plusieurs temps, est plus débattu ; ce geste, plus agressif pour le sphincter, ne devrait être envisagé que dans un deuxième temps, si la maladie est par ailleurs bien contrôlée.

Dans certains cas, nous sommes confrontés au problème d'un abcès ouvert au pourtour de la marge anale mais dont il est impossible d'identifier un orifice primaire ano-rectal. Cette éventualité est estimée à environ 30 % des cas d'abcès. Il est alors utile de s'aider d'une exploration endoscopique permettant de rechercher un orifice au niveau du bas rectum, d'une IRM ou d'une échoendoscopie. En revanche, il n'est pas recommandé de créer un orifice primaire pour permettre la pose d'un séton ; il faut se contenter d'un drainage de l'abcès par méchage, lame ou dispositif d'irrigation, même s'il ne peut être maintenu que quelques jours et qu'il n'est pas rare d'être confronté à une récidive.

Traitement médical

L'efficacité des traitements médicaux utilisés dans la MC est, pour ce qui concerne les LAP, difficile à établir. En effet, les études disponibles se sont concentrées sur le traitement des fistules ano-périnéales ; on ne dispose d'aucun essai pour le traitement des ulcérations anales sans fistule, dont on peut estimer qu'elles représentent pourtant près de la moitié des cas de LAP. Aussi, en présence d'*ulcérations anales symptomatiques*, sans fistule ni abcès, le traitement médical ne diffère-t-il pas de celui de la maladie intestinale ? Bien que non formellement évalué, l'intérêt potentiel de certains traitements topiques (pommades ou suppositoires de corticoïdes, pommade de tacrolimus) mérite d'être signalé. L'extension des lésions ulcérées ou l'intensité des symptômes peuvent justifier, à elles seules, d'utiliser des traitements majeurs comme l'infliximab ou les immunosuppresseurs.

En présence de *lésions fistulisées*, après l'étape du drainage, plusieurs traitements médicaux peuvent être envisagés. Les anti-TNF ont une efficacité bien démontrée. Un essai randomisé a démontré la capacité de l'infliximab à fermer les fistules ano-périnéales (7). Le schéma d'induction, avec trois perfusions d'infliximab aux semaines 0, 2 et 6, était comparé à des injections de placebo. La fermeture complète des fistules était obtenue chez 55 et 38 % des patients traités par infliximab (respectivement dans les groupes 5 mg/ et 10 mg/kg) *vs* 13 % des patients du groupe placebo (respectivement $p = 0{,}001$ et $p = 0{,}04$). Cependant, cet effet est souvent transitoire, avec une rechute fréquente dans les mois suivants la dernière injection. D'autre part, malgré la réponse clinique, les trajets fistuleux persistent souvent en profondeur (8). Le traitement d'entretien avec perfusions régulières (toutes les 8 semaines) permet de maintenir la réponse.

Dans l'essai ACCENT II, le traitement d'induction par infliximab avec trois perfusions induisait une réponse chez plus de deux patients sur trois (69 %). Le pourcentage de patients dont la réponse se maintenait (diminution du nombre de fistules productives) à la 54e semaine était de 46 % dans le groupe infliximab *vs* 23 % dans le groupe placebo ($p = 0{,}001$) (9). Il n'y a pas d'essai thérapeutique évaluant spécifiquement l'efficacité de l'adalimumab dans le traitement des fistules. On dispose cependant des données de l'essai CHARM, dans lequel l'existence de fistules n'était pas un critère d'exclusion (10). Le traitement de maintien par adalimumab permettait la fermeture complète des fistules aux deux dernières visites chez 36, 46 et 14 % des patients recevant respectivement adalimumab 40 mg toutes les 2 semaines, 40 mg toutes les semaines ou le placebo ($p < 0{,}027$ pour les groupes adalimumab *vs* placebo). Il existe peu de données sur l'efficacité du certolizumab pégol sur les fistules.

La question du moment pour l'ablation des sétons lorsqu'un traitement par anti-TNF est entrepris n'est pas résolue. Si l'on veut espérer une fermeture des trajets, il est préférable d'enlever les drains avant ou, ce qui est plus prudent, après une ou deux perfusions. Cette stratégie est cependant difficile à appliquer chez certains patients ayant des fistules complexes et des drainages multiples ; chez eux, l'infliximab permet de réduire les écoulements mais il est souvent nécessaire de n'envisager le retrait des sétons que très progressivement, au fil des mois.

Les autres traitements classiques de la MC n'ont pas fait l'objet d'une évaluation aussi rigoureuse pour ce qui concerne plus spécifiquement les fistules ano-périnéales. L'azathioprine ou la 6-mercaptopurine sont souvent considérées comme un traitement efficace de ces lésions. La méta-analyse de Pearson *et al.* (11) a en effet abouti à cette conclusion en reprenant les résultats disponibles pour les sous-groupes de patients porteurs de fistules ano-périnéales ou d'autres localisations, à partir de cinq études randomisées testant ces agents : une amélioration était notée chez 54 % des patients (22/41) des patients sous azathioprine ou 6-mercaptopurine *vs* 21 % (6/29) des patients sous placebo (*odds ratio* : 4,44). Ces résultats plutôt positifs ne traduisent pas l'expérience clinique, notamment dans les fistules complexes (12). Une étude comparative a évalué le tacrolimus (13) sur un petit nombre de patients ($n = 43$) souffrant de fistules ano-périnéales ou entéro-cutanées, réfractaires aux autres traitements - 29 patients avaient reçu au préalable de l'infliximab ; une diminution des écoulements était notée dans 43 % des cas (8 % avec le placebo ; $p = 0{,}004$), mais seulement 10 % des patients avaient une réponse complète (*vs* 8 %). La ciclosporine par voie intraveineuse a permis d'obtenir des résultats transitoires dans plusieurs séries ouvertes (14) ; le résultat semblait pouvoir être prolongé par un relais avec l'azathioprine. Des études non contrôlées, portant sur de petits effectifs, ont aussi suggéré une efficacité du méthotrexate dans les fistules périnéales (15). Il en est de même avec le thalidomide (16) dont les effets secondaires sur le long terme (neuropathie surtout) constituent cependant une limitation.

Quant aux antibiotiques, bien qu'ils soient très utilisés, il n'existe pas d'étude contrôlée menée spécifiquement dans les fistules périnéales au cours de la MC. Dans l'étude ouverte de Bernstein *et al.*, portant sur 21 patients traités par le métronidazole (20 mg/kg/j), une réponse clinique était observée chez tous les patients, une cicatrisation complète des lésions dans 56 % des cas (17). À la suite d'autres études de même nature, la ciprofloxacine (1 g/j) a été largement utilisée. En pratique, ces antibiotiques permettent souvent de diminuer significativement mais transitoirement les écoulements purulents, et peuvent suffire à traiter de petits abcès, difficiles à drainer. L'utilisation prolongée du métronidazole est limitée par le risque de neuropathie.

Les *sténoses* du canal anal ou du bas rectum sont habituellement la conséquence de LAP anciennes, évoluées. À ce stade, les ulcérations et fistules ont parfois disparu. Aucun traitement médical ne semble réellement efficace. La prise en charge s'appuie essentiellement sur le drainage, souvent multiple, des suppurations profondes anciennes. La dilatation digitale ou instrumentale est parfois utile dans les sténoses symptomatiques, la stomie étant l'ultime recours.

Possibilités de réparation (chirurgie, colle)

La chirurgie n'a pas de place pour le traitement des ulcérations, même si celles-ci prennent parfois l'allure de fissures banales. La résection des pseudomarisques, parfois demandée par les patients lorsqu'elles sont volumineuses, doit être découragée car ce geste peut laisser persister des ulcérations anales excessivement lentes à cicatriser.

Différentes techniques chirurgicales réparatrices ont été proposées pour tenter d'obturer les fistules. Ces techniques n'ont de place qu'après les phases de drainage et de contrôle de l'inflammation ano-rectale.

Injection de colle de fibrine

L'injection de colle de fibrine a été proposée pour le traitement des fistules non liées à une MC, avec des taux de succès de 40 à 60 %. L'avantage de cette technique est qu'elle est peu invasive et ne menace pas la continence. L'efficacité des colles de fibrine a été évaluée dans plusieurs études comportant des patients avec des fistules au cours de la MC et cryptogénétiques. L'évaluation de l'efficacité de la colle de fibrine, spécifiquement dans les fistules de la MC, a été réalisée dans une seule étude, avec la colle Beriplast® par le GETAID dans une étude contrôlée chez 77 patients ayant une fistule simple ou complexe. Une rémission complète (absence d'écoulement, de douleur ou d'abcès) était observée chez 38 % des patients traités par colle à 2 mois, contre 16 % dans le groupe contrôle, démontrant un effet bénéfique de la colle (OR 3,2 ; IC 95% : 1,1-9,8 ; $p = 0{,}04$) (18). Cette efficacité semble stable sur plusieurs mois, sans altération de la continence. Le *lambeau d'avancement intrarectal* (« flap ») est une autre technique (19) qui consiste à exciser les tissus autour de l'orifice fistuleux anal, puis à recouvrir la perte de substance par un lambeau de paroi rectale partiellement musculeux découpé en « U » sur 6 à 8 cm de haut, glissé et suturé sur l'orifice fistuleux. Les taux de réussite vont de 37 à 79 % (*cf.* le chapitre sur les « Alternatives à la fistulotomie ») dans les séries les plus importantes. Mais aucune étude n'a été réalisée spécifiquement dans le cadre de la maladie de Crohn et cette technique est strictement contre-indiquée en cas d'inflammation du rectum ou d'absence de contrôle de l'activité de la maladie de Crohn digestive.

Fistules ano- ou recto-vaginales

Les fistules ano- ou recto-vaginales (FARV) posent des problèmes spécifiques (20). Elles doivent être distinguées des fistules ano-vulvaires dont le traitement se rapproche plus de celui des fistules ano-périnéales. Dans les FARV peu symptomatiques, caractérisées par le passage d'un peu de gaz ou d'un écoulement minime et intermittent, l'abstention est sans doute préférable, car toutes les techniques comportent un taux d'échec non négligeable qui peut aboutir à une aggravation des symptômes. Plus le trajet est direct, court et l'orifice large, moins les chances de succès des traitements médicaux sont grandes ; ceux-ci doivent pourtant précéder toutes les tentatives de réparation car la muqueuse rectale doit être indemne de lésions inflammatoires. Pour les mêmes raisons anatomiques, l'injection de colle de fibrine est souvent inopérante. La technique du lambeau de recouvrement est la plus classique ; elle est le plus souvent réalisée, en France, en utilisant un lambeau intrarectal. La confection d'une stomie temporaire n'est pas obligatoire, mais souvent préconisée en cas de chirurgie itérative. En cas d'échec, différentes techniques ont été proposées, dont le principe est l'interposition dans la cloison recto-vaginale d'un lambeau issu de la grande lèvre (lambeau de Martius) ou d'un muscle (graciloplastie).

Conclusion

La survenue d'une LAP au cours d'une MC est souvent un tournant, qui va conduire à une intensification du traitement médical. La prise en charge de ces lésions obéit à une stratégie intégrant les différentes armes thérapeutiques disponibles (fig. 1), dont il est important de respecter les indications respectives et les étapes successives. L'enjeu est d'éviter la destruction sphinctérienne dont les principaux déterminants sont la progression des suppurations et une chirurgie trop agressive, et dont la sanction sera la proctectomie.

Messages forts :

- On distingue les lésions primaires (ulcérations et pseudo-marisques), des lésions secondaires (suppurations : abcès et fistules).
- Le drainage des suppurations périnéales par des opérateurs expérimentés doit être le premier temps de la prise en charge.
- Les traitements utilisées pour les lésions intestinales n'ont pas la même efficacité sur les LAP.
- La préservation de la fonction sphinctérienne doit être la préoccupation principale.
- Le bénéfice de la colle de fibrine, du lambeau d'avancement et potentiellement du plug est donc majeur dans cette pathologie anale à fort risque d'incontinence.

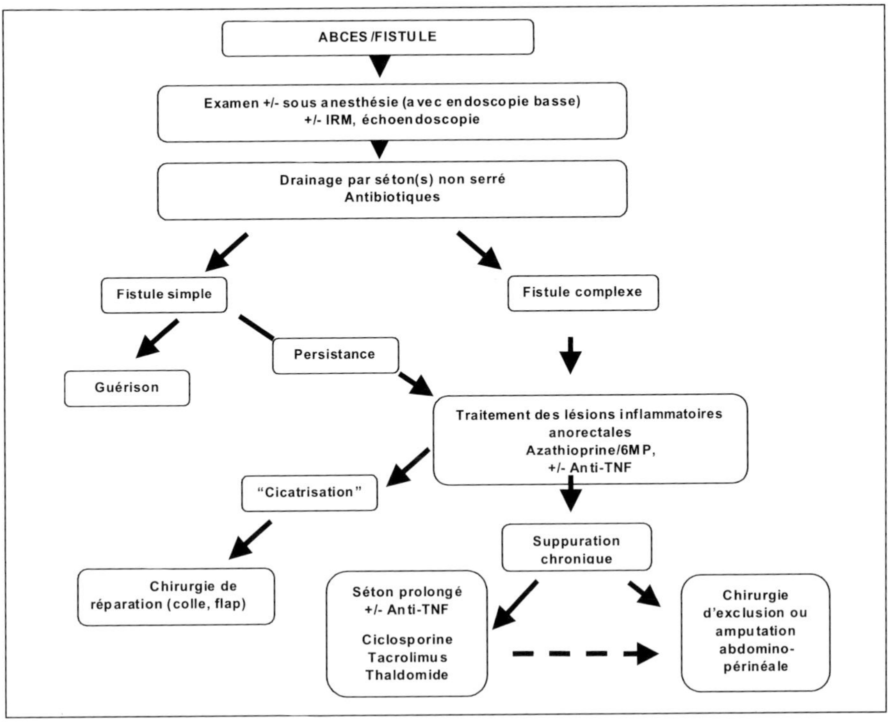

Fig. 1 – Prise en charge d'une suppuration anale de maladie de Crohn. Schéma modifié d'après Schwartz (1).

Références

1. Schwartz DA, Pemberton JH, Sandborn WJ (2001) Diagnosis and treatment of perianal fistulas in Crohn disease. Ann Intern Med 135: 906-18
2. Sandborn WJ, Fazio VW, Feagan BG, Hanauer SB (2003) AGA technical review on perianal Crohn's disease. Gastroenterology 125: 1508-30
3. Allez M, Lémann M, Viguier J (2004) Maladies inflammatoires de l'intestin. Scores, échelles et classifications en hépato-gastroentérologie. Progr Hépato-gastroentérologie 3: 97-127
4. Barthet M, Juhan V, Gasmi M, Grimaud JC (2004) Imagerie des lésions anopérinéales de la maladie de Crohn. Gastroenterol Clin Biol 28: D52-60
5. Schwartz DA, Wiersema MJ, Dudiak KM *et al.* (2001) A comparison of endoscopic ultrasound, magnetic resonance imaging, and exam under anesthesia for evaluation of Crohn's perianal fistulas. Gastroenterology 121: 1064-72
6. Koganei K, Sugita A, Harada H *et al.* (1995) Seton treatment for perianal Crohn's fistulas. Surg Today 25: 32-6
7. Present DH, Rutgeerts P, Targan S *et al.* (1999) Infliximab for the treatment of fistulas in patients with Crohn's disease. N Engl J Med 340: 1398-405

8. Van Bodegraven AA, Sloots CE, Felt-Bersma RJ, Meuwissen SG (2002) Endosonographic evidence of persistence of Crohn's disease-associated fistulas after infliximab treatment, irrespective of clinical response. Dis Colon Rectum 45: 39-46
9. Sands BE, Anderson FH, Bernstein CN *et al.* (2004) Infliximab maintenance therapy for fistulizing Crohn's disease. N Engl J Med 350: 876-85
10. Colombel JF, Sandborn WJ, Rutgeerts P *et al.* (2007) Adalimumab for maintenance of clinical response and remission in patients with Crohn's disease: the CHARM trial. Gastroenterology 132: 52-65
11. Pearson DC, May GR, Fick GH, Sutherland LR (1995) Azathioprine and 6-mercaptopurine in Crohn disease. A meta-analysis. Ann Intern Med 123: 132-42
12. Lecomte T, Contou JF, Beaugerie L *et al.* (2003) Predictive factors of response of perianal Crohn's disease to azathioprine or 6-mercaptopurine. Dis Colon Rectum 46: 1469-75
13. Sandborn WJ, Present DH, Isaacs KL *et al.* (2003) Tacrolimus for the treatment of fistulas in patients with Crohn's disease: a randomized, placebo-controlled trial. Gastroenterology 125: 380-8
14. Egan LJ, Sandborn WJ, Tremaine WJ (1998) Clinical outcome following treatment of refractory inflammatory and fistulizing Crohn's disease with intravenous cyclosporine. Am J Gastroenterol 93: 442-8
15. Mahadevan U, Marion JF, Present DH (2003) Fistula response to methotrexate in Crohn's disease: a case series. Aliment Pharmacol Ther 18: 1003-8
16. Sabate JM, Villarejo J, Lémann M *et al.* (2002) An open-label study of thalidomide for maintenance therapy in responders to infliximab in chronically active and fistulizing refractory Crohn's disease. Aliment Pharmacol Ther 16: 1117-24
17. Berstein LH, Frank MS, Brandt LJ, Boley SJ (1980) Healing of perineal Crohn's disease: a follow-up study. Gastroenterology 79: 357-65
18. Grimaud JC, Munoz-Bongrand N, Siproudhis L *et al.* (2006) Fibrine glue injection for perianal fistulas in Crohn's disease: a randomized controlled trial (Abstract UEGW). Site du GETAID: http://www.getaid.org
19. Faucheron JL, Risse O (2001) The rectal advancement flap. J Chir 138: 157-61
20. Andreani SM, Dang HH, Grondona P *et al.* (2007) Rectovaginal fistula in Crohn's disease. Dis Colon Rectum 50: 2215-22

Cas clinique : « fistule de Crohn »

L. Abramowitz

M. Fabrice C. a 28 ans. Antécédents : maladie de Crohn avec lésions iléales et ano-rectales.

Histoire de la maladie

La maladie de Crohn a débuté à 21 ans, avec lésions iléales sur les 15 derniers centimètres à type d'ulcérations superficielles sans sténose, érosions rectales et fissurations anales avec pseudomarisques inflammatoires. Le patient est assez bien contrôlé sous azathioprine (2 mg/kg) avec quelques rares épisodes de diarrhées et douleurs abdominales. Cependant, il a présenté un abcès de la marge anale postéro-droite il y a 4 et 2 ans qui ont été uniquement drainé.

Il y a 6 mois, il a présenté un nouvel abcès dans le même quadrant qui a été opéré avec recherche d'orifice interne. Il a ainsi été mis en évidence une fistule trans-sphinctérienne supérieure avec orifice interne postéro-droit et orifice externe dans le même quadrant. Un séton a alors été mis en place.

Discussion

Lorsque la fistule, bien drainée, s'est asséchée après deux, trois voire quatre à six mois de drainage (plus ou moins long selon l'activité de la maladie de Crohn ano-périnéale), il se pose la question de l'attitude à adopter pour cette fistule trans-sphinctérienne supérieure chez un patient atteint d'une maladie de Crohn.

Les *éléments clefs à prendre en compte dans la discussion sont* :
- un taux de guérison de la fistule, le plus élevé après fistulotomie (jusqu'à 95 % dans les meilleurs cas) ;
- mais un risque d'incontinence anale d'autant plus important que la fistule est haute (5 à 30 %) ;
- une fonction anale qui doit être particulièrement préservée en cas de maladie de Crohn à cause :

- des épisodes fréquents de diarrhée lors des poussées de Crohn colique ou iléale, qu'il va falloir contrôler avec un sphincter compétent ;
- des récidives également fréquentes de suppurations anales, même en cas de drainage de bonne qualité d'un précédent épisode. Récidive secondaire à une nouvelle poussée de Crohn ano-périnéale. Ce qui aboutit à des sections sphinctériennes itératives si la fistulotomie est l'option thérapeutique adoptée, avec son risque d'incontinence anale qui croît parallèlement ;

– un risque d'incontinence anale néant après encollage mais avec une guérison dans 35 à 70 % des cas.

Plusieurs attitudes peuvent être discutées chez ce patient :

– Laisser le séton en place mais ce dernier est souvent source d'inconfort et il ne diminue pas le risque de récidive par ailleurs. Donc la solution est peu envisageable chez ce jeune homme de 28 ans, ce d'autant qu'il existe des alternatives.
– Ablation du séton lorsque la fistule est asséchée sous traitement systémique (azathioprine, anti-TNF, méthotrexate, antibiotique, etc.) mais avec un risque important de récidive d'abcès.
– Fistulotomie en deux temps avec abaissement lors du premier temps puis section définitive lors du 2e. Ces fistulotomies potentiellement très délabrantes pour les sphincters anaux ont été quasiment abandonnées dans le cadre de la maladie de Crohn avec fistule haute à cause des risques vus ci-dessus et des alternatives disponibles actuellement.
– Le lambeau d'avancement intrarectal (« flap ») consiste à exciser les tissus autour de l'orifice fistuleux anal, puis à recouvrir la perte de substance par un lambeau de paroi rectale. Les taux de réussite vont de 30 à 70 % dans les séries les plus importantes et cette technique semble assez opérateur-dépendante. Enfin, aucune étude n'a été réalisée spécifiquement dans le cadre de la maladie de Crohn et cette technique est strictement contre-indiquée en cas d'inflammation du rectum ou d'absence de contrôle de l'activité de la maladie de Crohn digestive.
– L'obturation, par de la colle de fibrine, de la fistule asséchée et totalement drainée après plusieurs mois de séton. Le taux de guérison avoisine les 40 % dans la maladie de Crohn avec un risque d'incontinence anale *de novo* quasi nulle (étude randomisée du GETAID avec la colle Beriplast®, en cours de publication).

Décision et argumentaire

L'encollage avec la colle de fibrine a semblé être la solution la plus appropriée pour cette fistule haute. Le risque de récidive d'autres lésions ano-périnéales, chez ce jeune homme qui devra contrôler à l'avenir des épisodes de diarrhée, a fait contre-indiquer formellement toute section sphinctérienne. L'atteinte rectale contre-indiquait le lambeau d'avancement.

L'encollage est un geste simple, non agressif, qui ne ferme aucune porte en cas de récidive. Enfin, depuis l'apparition de cette technique, il apparaît que bon nombre de patients ont évité la fistulotomie avec un succès qui semble se maintenir à long terme.

Il faut préciser que la prise en charge aurait été la même si le patient avait été sous anti-TNF ou méthotrexate pour sa maladie de Crohn au lieu de l'azathioprine.

Geste opératoire

L'encollage ne doit être réalisé que sur un trajet « asséché ». Il ne doit pas être appliqué s'il existe un ou des trajets non drainés. Le cas de figure idéal est la fistule longue et étroite.

De même, l'encollage ne doit pas être réalisé si le rectum de ce patient était inflammatoire (possibilité de « refroidir » localement avec des suppositoires ou des lavements de 5 ASA et/ou de corticoïde).

Le premier temps a consisté à cureter le trajet fistuleux afin d'enlever les fongosités et d'aviver le trajet de la fistule. Ce geste doit être réalisé en douceur afin de ne pas élargir le diamètre de la fistule, ce qui diminuerait les chances de succès.

Puis l'on injecte la colle de l'orifice interne vers l'orifice externe avec un cathlon plus ou moins long en fonction de la longueur de la fistule. La mise en contact des deux produits contenus dans les deux seringues provoque la formation immédiate d'une substance gélatineuse, qui comble ainsi la fistule de son orifice interne vers l'orifice externe lors du retrait progressif du cathlon (fig. 1). Il suffit alors de couper l'excès de colle au niveau des deux orifices fistuleux (figs. 2 et 3) et d'appliquer un pansement sec en mobilisant le plus doucement possible le patient. Cette section de colle en excès avec un ciseau doit être réalisée avec beaucoup de prudence afin de ne pas faire sortir la colle qui obstrue la fistule.

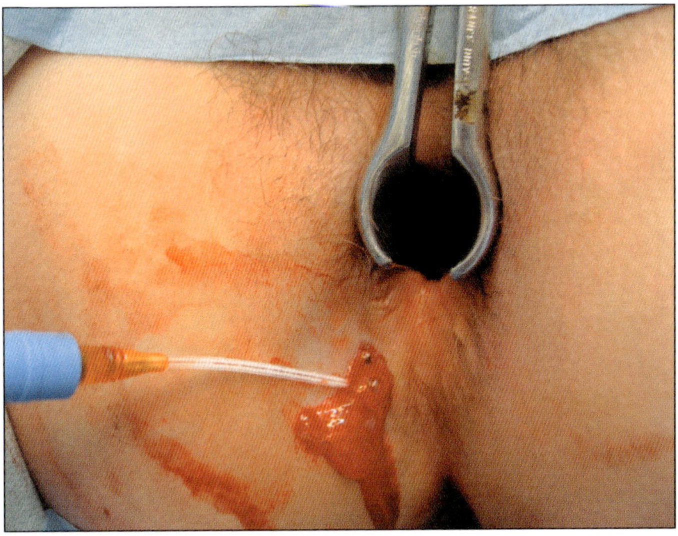

Fig. 1 – Encollage de la fistule de l'orifice interne vers l'orifice externe. Aspect en fin d'injection, avec saillie de la colle en excès au niveau de l'orifice externe.

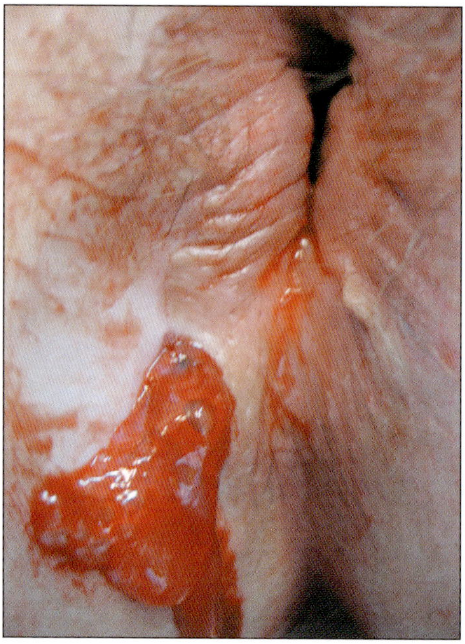

Fig. 2 – Colle en excès au niveau de l'orifice externe.

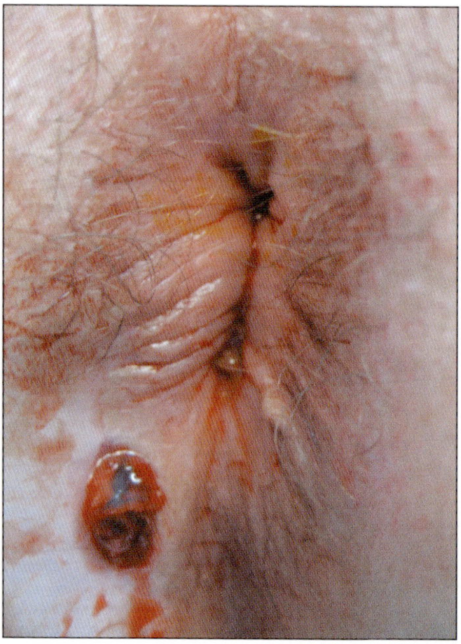

Fig. 3 – La colle en excès a été sectionnée. Aspect avant pansement sec.

En postopératoire

Il faut se contenter de laver la marge anale avec de l'eau et/ou un savon en contre-indiquant toute application de produit iodé. Les patients n'ont ni douleurs ni saignements postopératoires. Il est important d'expliquer la nécessité de diminuer au maximum toute activité physique pour ne pas mobiliser la colle dans la fistule pendant 1 à 2 mois. Le succès est alors jugé à 2 mois.

Ce patient a complètement cicatrisé lors du contrôle à 2 mois. Dans le cadre d'un protocole, il a bénéficié d'une IRM qui a confirmé la guérison fibreuse et l'absence d'activité après injection de gadolinium et en pondération T2, lorsqu'il a été réévalué 2 ans et demi après l'encollage.

Achevé d'imprimer par
l'Imprimerie Vasti-Dumas - 42010 Saint-Etienne
Dépôt légal : novembre 2009
N° d'imprimeur : V001707/00A

Imprimé en France